眠りのチカラ

タイプ別睡眠改善&リッチ睡眠 TIPS 101

ヨシダヨウコ

みらい PUBLISHING

はじめに

✦幸せと「睡眠」はセットだった

もし、ふとん屋の長女として生まれてこなかったら。

もし、お日様の匂いのするふとんで気持ちよく寝る子ども時代を過ごしていなかったら。

もし、プリント柄からダブルサイズ仕様まで、さまざまな枕で寝てこなかったら。

もし、10歳まで20時に就寝する習慣がなかったら。

もし、南向きで寝たのに、朝には北向きで寝ているような子でなかったら。

もし、徹夜続きのハードワークが原因で、突然前髪が白髪にならなかったら。

もし、夜中に噛みしめる癖で歯が折れてなかったら。

もし、朝に晩に、不定期にくる動悸やめまいがなかったら。

もし、背中のこわばりで、浅い息しかできないような日々が続いていなかったら。

もし、二階に寝ながら、一階の物音ひとつで飛び起きるくらい、眠りが浅くなかったら。


これらの経験がなくても、私はこの睡眠改善の仕事をしていただろうか?

答えは、おそらく「Ｎｏ」。

これらの経験がなくても「リッチ睡眠 TIPS 101」をまとめることができただろうか?

これは絶対に「Ｎｏ」。


勝手な解釈をすれば、私が生まれるときに「眠り」を生業にすることが決まっていたのかもしれません。きっと神様が指し示してくださったのではないかと、数々の経験から今は思えます。それを人は「天職」と呼ぶのかもしれません。

眠りにつく前のほんのわずかな時間は、何にも代え難いくらい愛おしい時間です。自分の睡眠をとても大事にしていただけに、それがいつのころからか「心地よい睡眠」ではなくなったとき、初めてその大切さに気付いた自分がいました。

しかしながら、あれほどあった不調は今、ありません。

いい日、悪い日もありますが、毎日の自分の睡眠にほとんど及第点を出してあげられるほど満足しています。

これは幾年もかけて、睡眠時間や睡眠環境の見直しに始まり、自分のストレス状態の把握、そしてそれを軽減するための方法としてカラダをゆるめるストレッチの方法や、あれこれ考えてしまう脳を休息モードに切り替える方法など、自分がよいと思えるさまざまな手法や技術を試行錯誤しながら実践した結果です。今回本書でご紹介する「リッチ睡眠TIPS 101」は、そのうちで効果のあったものをまとめた集大成です。

人は悩みや苦しみがあってこそ、その悩みと向き合って改善できるし、何かを失くしてみて初めてその重要性に気付きます。幸せと「睡眠」はセットです。なぜなら睡眠は、その人が生きていく上での基盤ですので、そこが幸せではないと、どんなに物質的に恵まれても幸せにはなれないからです。

「この一粒を飲むだけで、8時間睡眠と同じ効果が得られます」。

こんな錠剤があったら、どんなにいいかと強く願ったことがありました。硬く、冷たい、決してきれいとはいえない床の上で目が覚めたときのことです。

ほとんど眠らず、何十時間も連続で働き続け、やっと出来上がった原稿をバイク便の人に渡したあと、たぶんその場で眠り込んだ（もしくは気でも失った？）のでしょう。周りの人たちも、デスクで泥のように眠りこけていて、私が床に寝ていても（倒れていても）気付くこともなく、次に目が覚めたときは、日差しの変化だけが時間経過を教えてくれました。

編集の仕事がしたくて、大学卒業後に勤めた職場での出来事です。

その後、私はまだ20代前半でしたが前髪が真っ白になりました。前髪はそのままにしていたため、誰もそれが白髪とは思わず、「おしゃれ染め」「メッシュ」と思っていてくれていたようです。

のちに学んだことですが、漢方では髪は「血余」と呼び、カラダに十分な血が巡っていないと、その末端である髪に症状が出るという考え方をします。まさしく、睡眠不足のカラダはSOSを発していた状態で白髪になり、私自身にそのSOSを教えてくれたのだと思います。

そこで「私、こんなことしていたらダメになる！」と、すぐに睡眠を見直す世界に入ったわけではありません。それから何十年もの間にいくつかの睡眠不足の山を越え、再度自分のカラダの変化と危機に向き合って、やっと「こういう思いをしている人は、他にもいるんではないの？」と感じ、発酵食や漢方、アロマ、ヘッドスパ、さらにマインドフルネスなどを学びました。その全部が根っこのところでつながっていることを知り、改めてその重要性に気付いた私は、「睡眠改善」の道に入ることになったのです。

私は毎晩の睡眠を計測しています。自分の眠りがどうなっているのかを知る目的で、かれこれ3年くらいのデータが蓄積しました。朝起きて「あー、今朝はどうにもすっきりしない」、そう思ってデータを見てみると、意外にも深くぐっすり寝ていることがあります。

また、その逆もあります。

「眠れないと訴え、検査して調べてみると、結構眠れているケースが多い」と、睡眠外来の先生が言っていました。実のところ睡眠は、自分の認識と違っていることが多いのかもしれません。日によって違えば、季節によっても違う、さらに年齢によっても異なります。自分と他人は比較になりません。

本書では、その違いを基にした改善方法を、その人に合った形で探ってほしいと考えました。最初は自分で何を改善していいかわからないと思いますので、読者の皆さんの悩みに近いタイプの睡眠対策法を7種類用意しています。その中で今の自分が近い状態を見つけ、そこにある改善方法を試してみてください。それでもまだ物足りないと感じた場合は、最終章にある「リッチ睡眠TIPS 101」の中から、自分の生活の中で改善できそうなものを選んで実践してみることをおススメしています。

２０２０年、新型コロナウイルス感染症が世界中に広がったことで、すべての人の考え方や行動における変化が求められました。このウイルスによって気付いたことのひとつが「原点回帰」です。自分にとって大事なものは何なのかを考えなさい、自分にとって大事なものを守りなさい、そして自分を守りなさいといっているようです。

その基本は、「自分のカラダを自分で守る」こと。守るというのは「大切」にすると言い換えてもいいかもしれません。大事なカラダを一生、命尽きるその日まで使っていくわけですから、そのカラダと脳を大切にしていく術を知り、元気で明るく過ごしたい。そう思いませんか？　そうすることで、自分の家族、会社、従業員、地域、国、地球などのコミュニティを守っていくことができます。

「笑顔で生活する」

その基本ともいえる時間を作り出す。あなたの毎日の「睡眠時間」をさらに充実した良質な時間にするために、できるだけのお手伝いをさせてほしいとココロから願っています。

ココロとカラダを整える　快眠コンシェルジュ
ヨシダヨウコ

序章

第1章　幸せになりたいなら、眠ろうよ

第2章　7つの悩み別睡眠タイプ

第3章　睡眠が不足すると何が起きる？

7つの動物タイプ別睡眠改善法チャート

本書の第2章「7つの悩み別睡眠タイプ」(65ページ)では、皆さんの睡眠のタイプを動物に例えて分類し、解説します。このチャートであなたの睡眠タイプを見つけてください。

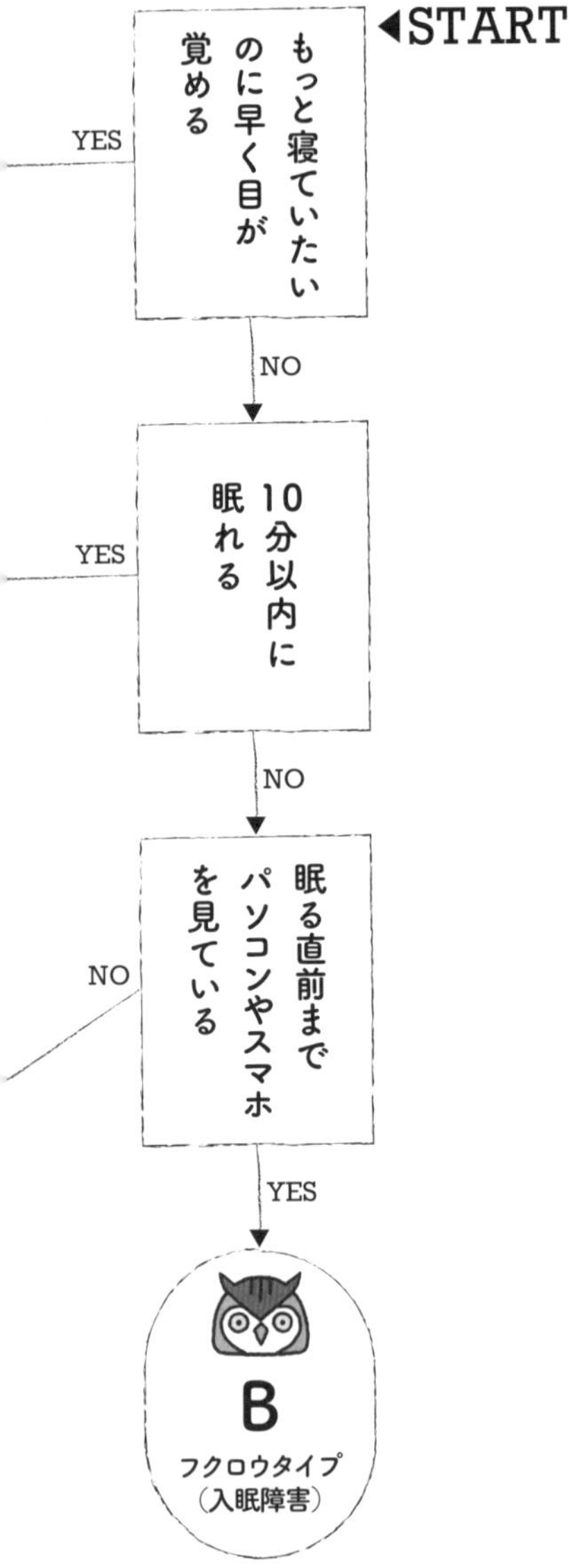

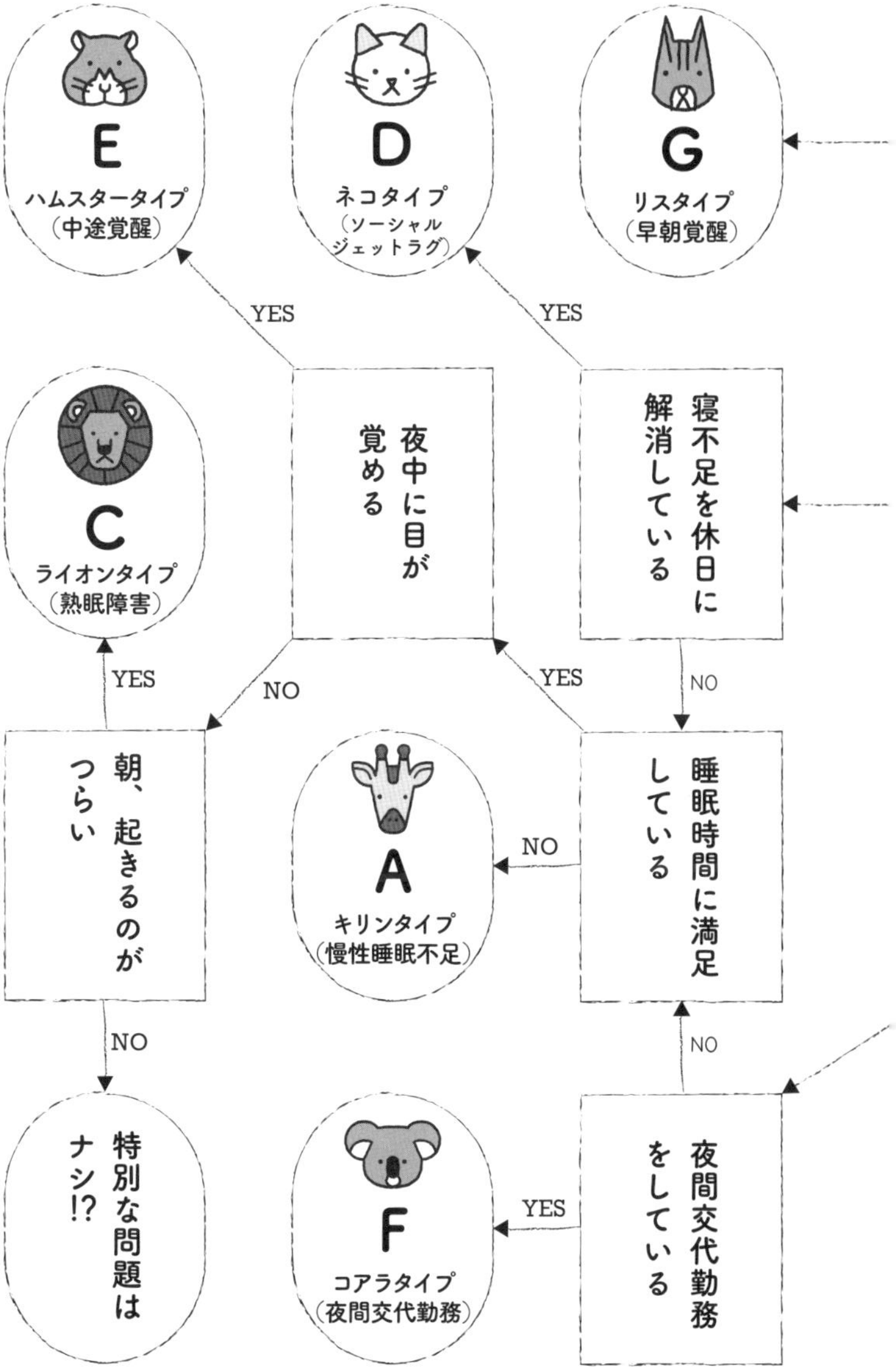
E
ハムスタータイプ
（中途覚醒）
D
ネコタイプ
（ソーシャルジェットラグ）
G
リスタイプ
（早朝覚醒）
YES
YES
C
ライオンタイプ
（熟眠障害）
夜中に目が覚める
寝不足を休日に解消している
YES
NO
YES
NO
朝、起きるのがつらい
A
キリンタイプ
（慢性睡眠不足）
NO
睡眠時間に満足している
NO
NO
特別な問題はナシ!?
F
コアラタイプ
（夜間交代勤務）
YES
夜間交代勤務をしている

序章

✦眠れないのは「枕」のせいではない

睡眠の話になると、大概「枕」から始まります。

眠れない、もしくは満足のいくような眠りが得られないと、なぜかそれは「枕」のせいになります。でも、ほとんどの場合、原因は他にあります。意外ですか？　決して、悪者は枕ではありませんよ。

家業がたまたま寝具店だったこともあり、人様より多くの枕に触れてきた私は、そう思っています。万人に合う枕はありませんし、さらに寝具店を経営していた父に聞いても「（枕は）人それぞれ」と、あまりにもあっさりした答えが返ってくるくらいです。

「じゃ、眠れない原因は何なの？」

これが、この本の本題です。

なぜ、眠れない？　なぜ、満足いくように眠れない？

でも、答えは、たぶんあなたの中にあります。

✦知っていれば一生得する睡眠改善法

お化粧の仕方、掃除の仕方、それに「眠り方」は、どれも学校で教えてもらった記憶がありません。いわばみんな自己流です。決して自己流が悪いと申し上げているわけではありません。自分なりの方法をみんなが持っているので、睡眠の話になると、とても盛り上がります。私はこう、僕はこんなだと、皆さん一家言あります。そりゃあ、そうですよね。人生を生きてきた分だけ眠ってきたわけですから。みんなが毎日訓練してきた「眠りのプロ」です。

ですが、作法や流派がなくても、もっといい眠りを目指すなら、その対処方法を知っていれば、時々にあった方法で自分の睡眠を高めていくことができるのではないかと考えました。

毎日同じベッドに横になり、毎日同じ時刻に寝たとしても、同じ睡眠は二度とないということです。今朝起きた感覚と、昨日起きた感覚は同じでしたか？　もっといえば、思春期の時にいつまでもぐっすり眠れた感覚と、今も同じように眠ることができていますか？

答えは「Ｎｏ」のはずです。

・年齢
・寝具
・寝装
・飲酒、喫煙
・眠る時刻
・共有者
・その時の気候

これだけをとっても、自分が昔と同じ睡眠をとれているとはいいきれないことが、理解できるのではないでしょうか。

さらに

・職業
・勤務形態

などが加われば寝ている時間も変化してきます。

長距離トラックの運転手さんと、企業の受付担当さんでは、働く時間帯もカラダにかかる負荷も食事時間も、さらには眠る場所も空間も全然違います。トラックの運転手さんは車内で寝ることもあり、深夜に長距離を走り、市場や資材の搬入に合わせて食事なども食べながら運転することもあります。お勤めでデスクワークの多い人は、必然的に動かないことが多くなり、運動不足になりがちです。さらに受験生などは、試験までは無理をして睡眠時間を削り、志望校合格に向けて勉強しながらストレスを抱えていることも多いでしょう。

このように役割や仕事、環境でも大きく変わる睡眠は、その人に合った方法で改善されなければ意味がないということです。

自分の睡眠は、その人だけのもので、ほかの人と比べたり、また同じ方法でいいことはありません。その人に合った方法で、その人が心地よい睡眠を作りあげていく、オーダーメイド的な睡眠が必要になります。

✦睡眠も老化する

この本には、今のあなたの睡眠の悩みに対処できるように7つのタイプに分けた睡眠改善方法が記されています。ページの関係上、ポイントのみに絞られてはいますが、タイプ別に分けたことで、今いちばん気にしてほしい部分を強調していますので、その部分を少しでも試していただければ、よい睡眠への兆しが見えると考えています。

ですが、この本は今起きている問題を解決するだけではありません。

20歳の時と今の睡眠が同じでないように、あと何十年かすれば、あなたの睡眠はまた変化します。

日々、同じ睡眠がないように、歳を重ねていくことで、さらに別の悩みが加わることがありえます。**「睡眠は老化する」**からです。

だからこそ自分の睡眠の弱点を日々、補正しながら眠っていただきたいと思い、最後の章に「リッチ睡眠 TIPS 101」全項目を記載しています（第4章）。

「ルーティーン（生活リズム）」「ミール（食）」「スタイル（環境）」「ボディストレッチ（入眠体操）」「ブレインストレッチ（脳のストレッチ）」の5つのカテゴリーにあるTIPSを平均的に見直すことで、睡眠の質が向上するという考え方です。もちろん毎日の生活に全項目を取り入れる必要はありません。7つのタイプ別改善に加えて、その時々の自分に必要なものを取り入れてみてください。

✦幸せになる睡眠術＝リッチ睡眠

毎日、質のよい睡眠をとることは、ひとつの「財産」につながります。たくさんお金を持っているとか、誰もが知る有名人になるとか、名誉があるとかの財産ではありませんが、確実にあなたを支えてくれる財産になります。それはとても貴重で、逆にお金では買えないものです。**日中、眠気がなく、自分が打ち込むことに最大限のパフォーマンスが発揮でき、そんな日常をキープできる睡眠のことを「リッチ睡眠」**と名付けました。

リッチ睡眠は、お金に関することが、豊かになるだけではなく、時間リッチ、健康リッチ、効率リッチなど、**眠りのチカラ**がアップすることで、あなたの人生を豊かにしてくれるという意味です。

リッチ睡眠は誰でも手に入ります。まずは自分の睡眠を見直してみることから始めてみませんか？

リッチ睡眠を実践している人の多くは、日々の生活の過ごし方をとても意識しています。パフォーマンスを維持していくことの重要性を知っているからです。同じ24時間をどう使うか、人生最後の時までどう生きるのか、睡眠は最後の最後の日まで、あなたに必要な要素だからです。

✦いつから改善するの？　今でしょ！

人生100年時代、さらにいえば、明日何が起きてもおかしくない世の中です。新型コロナウイルスによって生活すら一変してしまうくらい、明日のことは分からないわけで、何を大事にするといったらやはり「健康」です。

「健康のためなら死ねる」と言った人を知っていますが、何か目的がある人ほど、ご自分のカラダに対してとても真剣に向き合っている印象があります。それはビジネス界だけでなく、アスリートやパフォーマンスを重視する人たちも同じです。成果にこだわるために、しっかりとした休養を求める人もいますが、単に自分が心血を注いでいる何かのために長く生きてやり遂げたいからという人もいます。

健康でいなければ、それらの目的を達成することはできません。自らが積極的に「攻める睡眠」をとってこそ、その成果が得られるのではないでしょうか。

✦「快眠・応急処置法」をいくつ知っているかで、睡眠偏差値が変わる

人は思っているよりも繊細な生き物です。先行きが見えない不安な気持ち、不規則な生活リズム、人からの誹謗中傷、長い通勤時間、終わらない仕事など、すべてがストレスになり、簡単に眠れなくなります。その他にも暑さ、寒さ、心地の悪さ、カラダの痛み、かゆみ、とにかく微妙なことでも睡眠の質は簡単に悪くなりがちです。

でも、そんな時に快眠できる「応急処置法」を知っていたら、その後の睡眠が全然違ってくることは確かです。

例えば海外旅行に出かけた初日の夜。いつもの枕ではないから気になって眠れないなんてことがありますよね。

A：朝まで寝返りを打ちながら、眠れるまで努力（我慢）する
B：自分で作れるオリジナル枕*を作って、眠りにつく

さぁ、どちらがいいですか？

海外旅行で眠れないのは「しかたがない」とあきらめて、翌日の昼間にフラフラになりながら観光するのと、行きたい場所を満喫する時間、どちらを選びますか？　Bがベストですが、大概の場合はAです。しかしBのように、自分に合うオリジナル枕をホテルのバスタオルとフェイスタオル、さらに自分のいつも使っているタオルを巻いて作れば、安心できる枕の出来上がりです。睡眠偏差値が上がります。こういった、不安材料がでてきた時に、「あー、あの呼吸法を試してみよう」「今日はデスクワークが長かったから、寝る前にカラダをゆるめよう」「そろそろ寒くなってきたから、毛布の前にシーツを変えよう」など、心地よく眠るための多くの技術（TIPS）を知っていただくために、本書を執筆しました。

✦睡眠賢者になろう

昔から陰の時間（中国古来の自然観における、森羅万象はすべて「陰と陽」に分けられるという考え方）である夜は「カラダを休める時間」であり、「内臓の休息時間」としてとらえられてきました。でも今は、昼間のように明るい夜中に食事をすることもあり、また、食事の時刻もバラバラで夕食も遅くなりがちです。体内時計の一種で消化吸収に関係のある「末梢時計*」が、主に日中働き、夜は休むことが分かってきていますが、そのような機能の働きを知らない大昔から「夜はゆっくり休み、食事をしない」ことが養生になり、健康でいられることが知られていたのです。

そんな先人たちの知恵や現代の科学のチカラを借りて、人類史上もっとも明るい生活の中で自らの睡眠を守っていかなくてはいけません。そのためにも自分のカラダのリズム、必要な要素を知り、適正な睡眠時間をキープすることが、あなたを守ってくれる最大の防御となるはずです。

＊オリジナル枕――バスタオルやフェイスタオルを折り畳んで高さなどを調整し、自分の頭や首回りに合った枕を作る。
＊末梢時計――生体内の多くの組織に分布する時計機能。生体の時計システムは、視床下部にある中枢時計を頂点とし、これに抹消時計が従っている。

安眠夜話①

ハッピーホルモンVSドラキュラホルモン
正反対の星に生まれたこの対決、勝つのはどっち？

ホルモン対決。焼き肉屋さんのメニュー表じゃあるまいし、ともいえますが、人は幾種類ものホルモンを分泌して毎日を生きています。その中で、双子のようで実はまったく反対の働きをするホルモンのお話です。裏と表、陰と陽、そんな関係にある2つのホルモンは、あなたの睡眠の良し悪しを左右する大事な存在です。

ひとつはハッピーホルモン。これは別名ですが、分泌されることで、人は楽しくなったり、うれしい気持ちになったりして、ココロを和ませてくれるホルモンです。そう、知っている人は多いかもしれませんが「セロトニン」です。このセロトニン、脳内の神経伝達物質のひとつとして、他の神経伝達物質のドーパミン（喜び、快楽など）やノルアドレナリン（恐怖、驚きなど）をコントロールして精神を安定させる作用があります。簡単に言うと「ココロのバランスを整える」ホルモンです。

セロトニンは朝日を浴びることで増加していきますが、自分でもこのセロトニンを増やすことができます。それは必須アミノ酸のトリプトファンを摂取することで、セロトニンに変化させます。このトリプトファンがよい働きをしてくれます。特に朝！　トリプトファンは体内で作ることができませんが、ビタミンB6を一緒に摂ることで、セロトニンが生成されます。実はセロトニンは、夜に活躍するメラトニンの原料になります。だから朝しっかりセロトニンを作り、分泌させることが夜の「リッチ睡眠」を手助けしてくれるのです。双子パワーの見事な連携プレーです。

いい眠りは、サプリやお薬以外で身近なものを習慣にしていくことでも実現可能です。そのいちばんのお勧めは「朝のお味噌汁」。トリプトファンやビタミンB6など、他の要素も全部まとめて摂れる最強の眠りお助けメニューです。例えば、カツオ出汁（ビタミンB6）＋味噌（トリプトファン・発酵食品）＋たまご（トリプトファン）＋干しエビ（マグネシウム・鉄）＋季節の野菜（各種ビタミン・食物繊維）がお椀ひとつに入っているなんて、すばらしすぎる！　さらに朝ごはんは末梢時計をいちばん強く補正する時間でもあり、生活リズムを整え、糖尿病などにも効果があるといわれています。お味噌汁ならカラダも温めてくれて、血流もよくなり、一気に活動モードに切り替わります。これだけでもやる気になり、ハッピーホルモンの恩恵を受けられそうです。

その反対の場面で活躍するドラキュラホルモンと呼ばれる「メラトニン」は、朝日を浴びて15時間後、つまり夜暗くなってから、私たちを眠らせるために脳の松果体から分

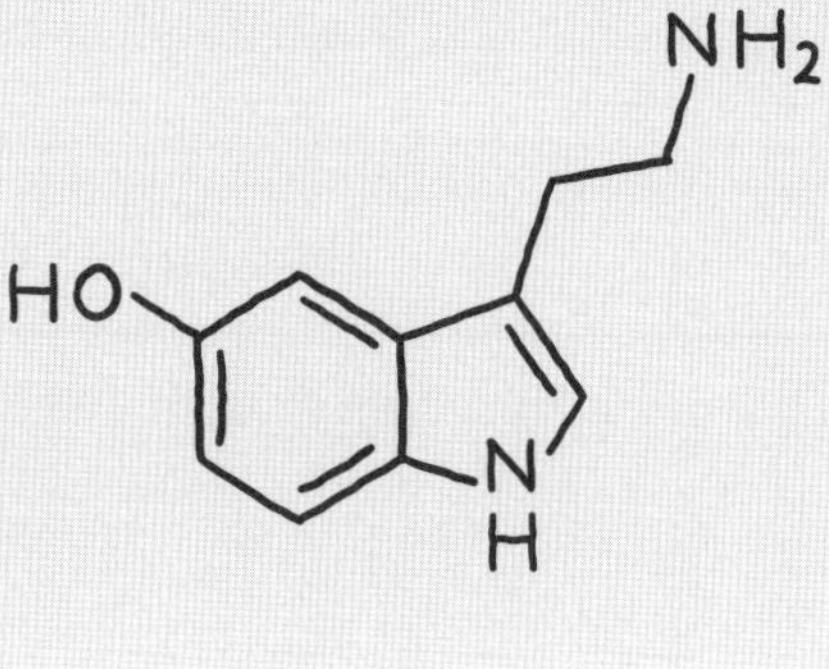

泌されます。このメラトニンが血中に少ないと眠れなくなります。また、加齢によって、メラトニンの量は減り、70歳以上になると若い時の10分の1程度まで低下するそうです。そうなると、眠りがうまく取れないことから、生活習慣病になったりガンなどの増加にもつながりやすくなります。

どうやってこのドラキュラホルモンを味方につければいいのでしょう？　なにせドラキュラホルモンですから「夜暗い時」に出てきます。いつまでも明るいライトやスマホを見る生活では、ドラキュラホルモンはなかなか出て来てくれません。夜間でも２００ルクス程度の波長の青い光は特にＮＧ！　脳の視交叉上核を刺激して、松果体がメラトニンを分泌しなくなってしまいます。２００ルクスってどの程度の明るさでしょうか？　だいたい日没直後か、夜のアーケードくらいだそうです。そんなに明るいわけではない、ということは夜間に「まぶしい」と感じる場合はその時点で、眠れなくしてしまう可能性があるということですね。こんなに明るい日本では、自分で明るさの調整をしておかなければなりません。

このハッピーホルモンとドラキュラホルモンの見事なファインプレーのおかげで、私たちの眠りは守られているんですね。

第1章

幸せになりたいなら、眠ろうよ

昔と今の睡眠の決定的違い

人類史上最高に「睡眠」が危機的な今

「漆黒の闇」という言葉があります。黒の漆を塗りこめたような深い暗い、目の前にいる人の顔も見えないような闇を指します。しかし今、普段の生活にこのような闇は存在しなくなりました。その証拠が宇宙から見た地球の写真です（写真1）。この写真が教えてくれることは「地球の明るさ」です。先進国と呼ばれる地域は、その姿をくっきりと白く浮かび上がらせ、電気のインフラが国内の隅々まで毛細血管のように行きわたり、夜中であっても道には街路灯が灯され、真っ暗

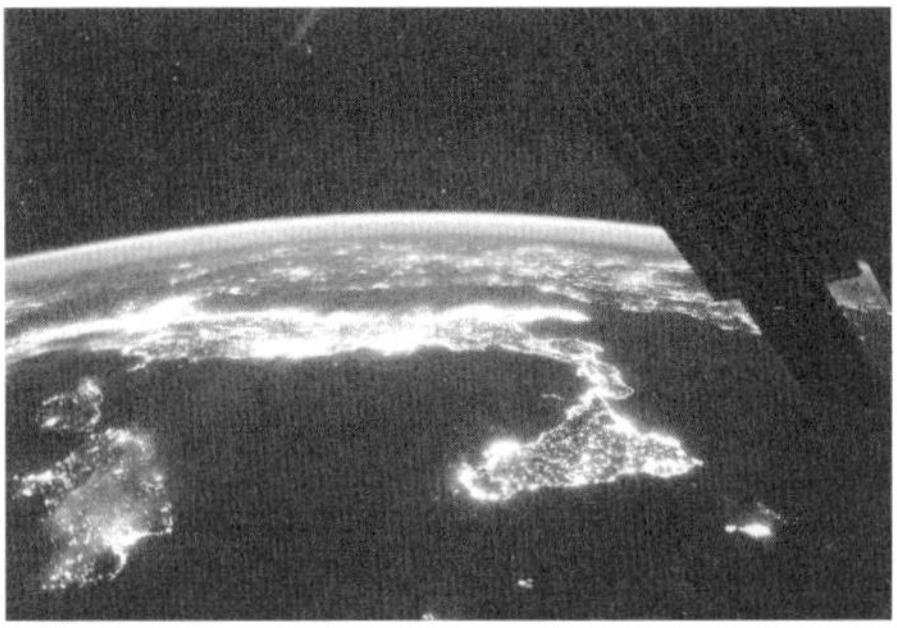

写真1
宇宙から見た夜の地球の写真。照明による明るい地域が分かる（提供元：NASA）

な道は、もはや山奥にしかないような状態です。自然が多く残された地域は暗く、海と陸地の差がぼんやりと見える程度です。そこには毎晩、漆黒の闇が訪れていると同時に、大都市に暮らす人たちがうらやましいと感じるくらい、今も毎晩「ぐっすり」満足のいく眠りを享受している人たちが、わずかばかりいるはずです。

そう、たった数百年前までは、この惑星は夜になれば真っ暗な世界でした。

人間は大昔、洞穴のような場所で毎日を過ごしていました。日が昇れば、起きて狩りに出かけ、食べられる実を探し、また何か作物を作り、飢えをしのぎ、食糧を確保するために毎日の大半の時間を費やしていました。その作業の終了は、日の入りと共にやってきます。夜になれば、周囲は真っ暗で獣たちに逆に襲われる危険性もあり、暗さの中では眠る以外の選択肢はなかったでしょう。

しかし１７５２年にアメリカのベンジャミン・フランクリンが、雷が電気であることに気付き、その後、１８８２年には日本でアーク灯と呼ばれる初めての電灯が東京で灯され、１８７９年にはトーマス・エジソンが白熱電球を発明し実用化することで、多くの人が夜の時間を自由に使い、活動できるようになりました。しかし、それは同時に、人々が知らず知らずのうちに睡眠時間を削ることにつながる、第一歩でもありました。

周囲が明るければ、いつまでも仕事ができます。労働する人にとっては昼間と同じように働くことができ、しようと思えば勉強もできます。そして24時間営業のコンビニエンスストア（以下、コンビニ）で買い物ができ、同じようにファミリーレストラン（以下、ファミレス）では深夜でも、日中のような明るさの中で食事をとることができるのです。このように、電気の発明とともに人は夜＝闇をどんどんコントロールして生活を変えてきました。

1960年の日本人の平均睡眠時間は8時間13分でした（「日本人の生活時間2010 NHK放送文化研究所編」より）。しかしこの50～60年で睡眠時間は「1時間程度」減ってきています。1940年ころは、夜中0時は就寝している時刻として皆が寝ていましたが、今は五分の一の人が起きて活動しているとの報告もあります。

通常、室内の照明は300～500ルクスといわれますが、コンビニの照度は1000ルクスと、倍以上の数値を示しています。この明るさがどれほどのものか、夜間にコンビニを訪れたことがある人は容易に想像がつくでしょう。しかも短波長の青白い光は睡眠物質のメラトニンを抑制させる効果があるため、夜間にこのような光を浴びることは、自分自身に「昼間だよ。もっと活動しよう！」と、言っているのと同じことになります。

さらに輪をかけているのが、環境としての明るさだけでなく、スマートフォン（以下、スマホ）やゲーム機器、パソコンの画面です（写真2）。それらは手元にあるために、近距離で光の影響を受けることになり、自らをさらに「寝かせない」方向に向かわせているのです。

デバイスの発達、生活の利便性、公共の安全と引き換えに、現代の生活はどんどん闇から遠ざかり、もう漆黒の闇に戻ることはありません。そのため今を生きる人たちは「人類史上最高に明るい実験場」で生きていることになります。

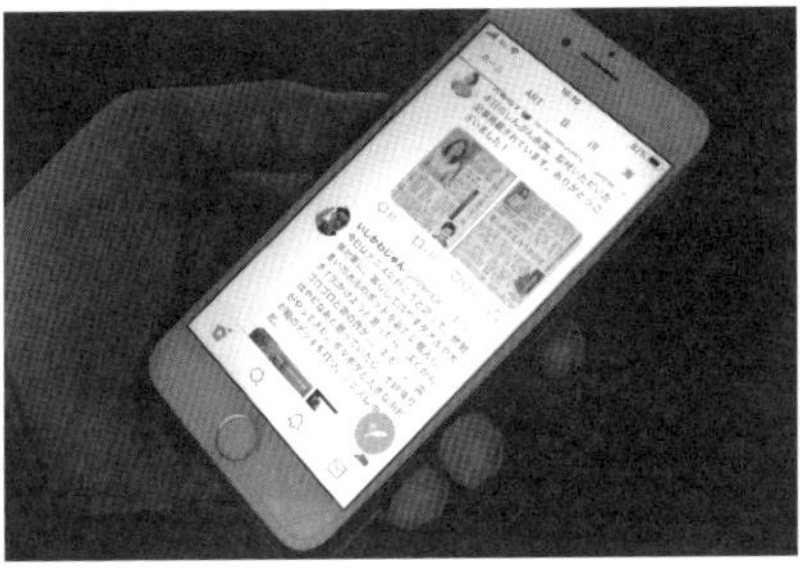

写真２
スマートフォンの画面。近距離で光の影響を受ける

私たちを眠りに導くものとは

✦24時間周期は絶滅しなかった証

私たちは24時間いつでも使える「光」を手に入れて自らの活動時間を伸ばし、睡眠時間を削っていると記しましたが、そもそも人は、なぜ24時間サイクルで活動しているのでしょうか？

それには「時計遺伝子」が関わっています。つまり前述した体内時計です。この地球上で生きている生物にはすべて体内時計がセットされています。なぜ24時間になったかといえば、それは地球の自転から影響を受け、長年かけてその時間を自分のカラダにコピーしてきたからです。つまり地球の動きと体内時計は連動しているのです。地球が誕生して、火山の爆発や氷河期、自然災害を繰り返し、その中で生き残った生物だけが次世代に子孫を残してきました。変化に対応できなかった生物は、絶滅していったのです。地球が自転し、明暗を繰り返すこと、つまり太陽の光に対し、それを最大限に生かすことができた生物だけが生き残ったわけです。

１９５８年にフランスの天文学者ド・メランが、マメ科のオジギソウが、暗い部屋の中でも葉を一定時間開くのは、何か時計のようなものを持っているためではないかと、研究を始めたそうです。その後、植物学者のエルヴィン・ビュニング教授は、植物が光を感知しているか否かの実験を行い、夜に葉が垂れるのは月の光を避けるためだと証明して、生物に時計があることを世界で初めて突き止めました。

さらに近年になり１９７２年には、人のどこに体内時計があるのかについての研究が進み、「脳」の中の視交叉上核にあることが発見されました。この視交叉上核を壊すとサーカディアンリズム（概日リズム）が消え、再び移植することで機能が戻ることから、ここにあることが分かったのです。

人は自然の中で生きていく術を、ゆっくりそして確実に取得して生きてきたということです。

✦体内時計はカラダの指揮者

光によって調整されている体内時計の中には時計遺伝子が存在し、いろいろな時間をコントロールしています。しかも時計は一つではなく、親時計が脳にあり、その他にも心臓、血管、肝臓、腎臓、皮膚、粘膜などの抹消組織に存在し、それぞれの時間をコントロールしているようです。いわばワンチームとなって、ひとりの「私」を支えてくれるサポーターとして、タイムマネージメントをしてくれています（図1）。

体内時計は24時間約1日サイクルで動くものだけでなく、短く動くもの、とても長いスパンで動くものなどがあり、各所で必要な時間サイクルで動いています。自分では気が付きませんが、一日の中で何かに適している時間、反対に適していない時間が存在するようです。

例えば寝起きの朝は、心臓の萎縮もあり、血液の

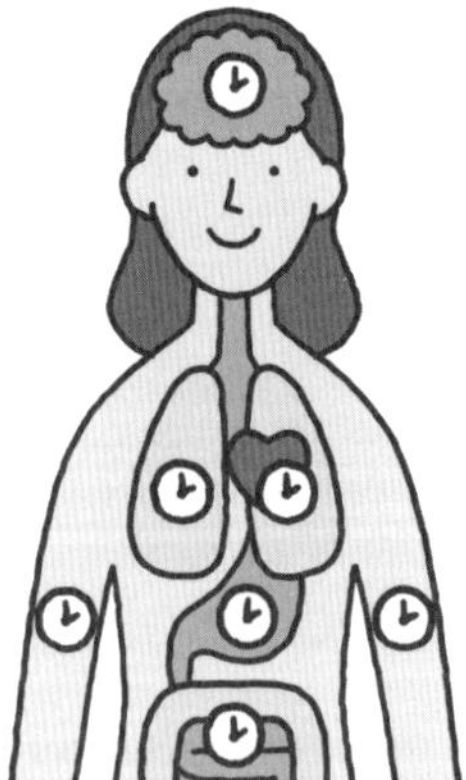

図1　私たちの体内に存在する「時計遺伝子」。親時計が脳にある

粘度も高いことから、心臓病や脳卒中の発症が多いとされています。人によっては、早朝高血圧（モーニングサージ）が起こります（図２）。昼から午後にかけては、一日の中で最も元気な時間帯であり、いちばん病気の発症が少ない時間帯とされているものの、仕事が進むにつれ、夕方近くなると緊張型の頭痛が増えたりします。夕方から早めの夜にかけては呼吸、肺、心臓の動きがよく、筋肉に柔軟さがある時間帯になり、体温が上がり、運動に適した時間帯になります。睡眠のためにこの時間にしっかり体温を上げておくことが入眠しやすくなるコツでもあります（図３）。

　また夜更けにかけては関節痛、歯、筋肉、腰などの痛みに敏感になり、皮膚のかゆみも感じやすくな

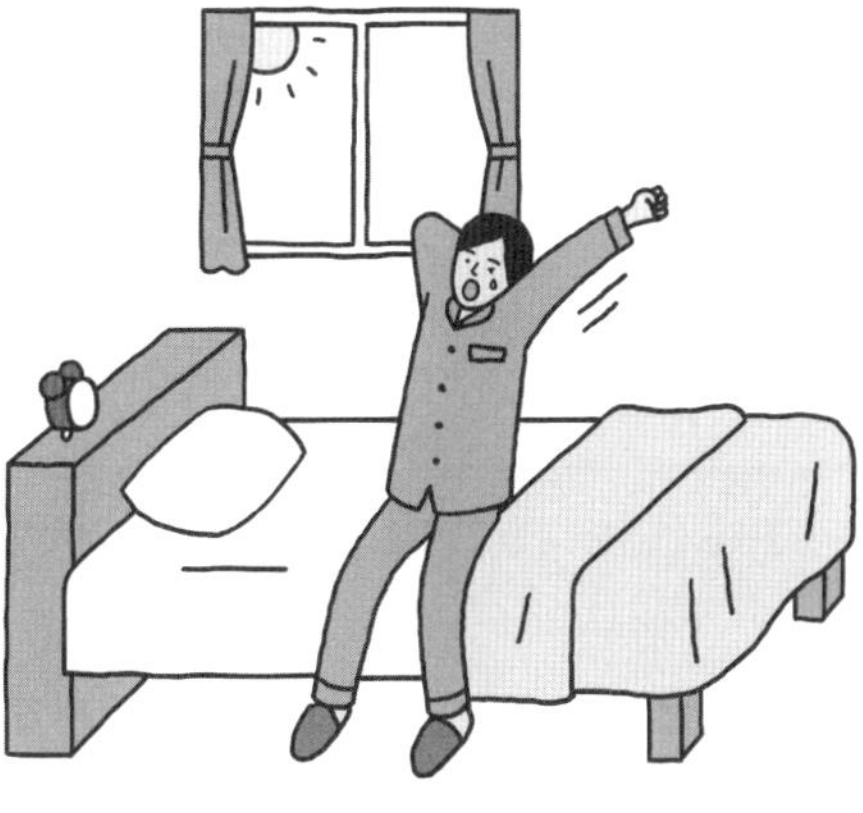

図２
本来、寝起きの朝は徐々に血圧が高くなります

ります。さらに深夜から明け方にかけては、深く眠っている時間帯でもあり、副交感神経が優位性を持ち、痛風や心不全の悪化が上げられます。そして明け方から目覚めまでの時間は、最も体温が低く、目覚めの準備のためにコルチゾールの分泌が始まります。この時間帯は気管支喘息、偏頭痛、狭心症、不整脈、アレルギー性鼻炎、リウマチ、手指のこわばりなどが増えるといわれています。

このようにサイクルが分かっていれば、わざわざ危険性や影響が出る時間帯に無理な活動をしなければいいだけです。こうやって人間は自然のサイクルと調和しながら、長年そのようにしてカラダを守ってきたのです。

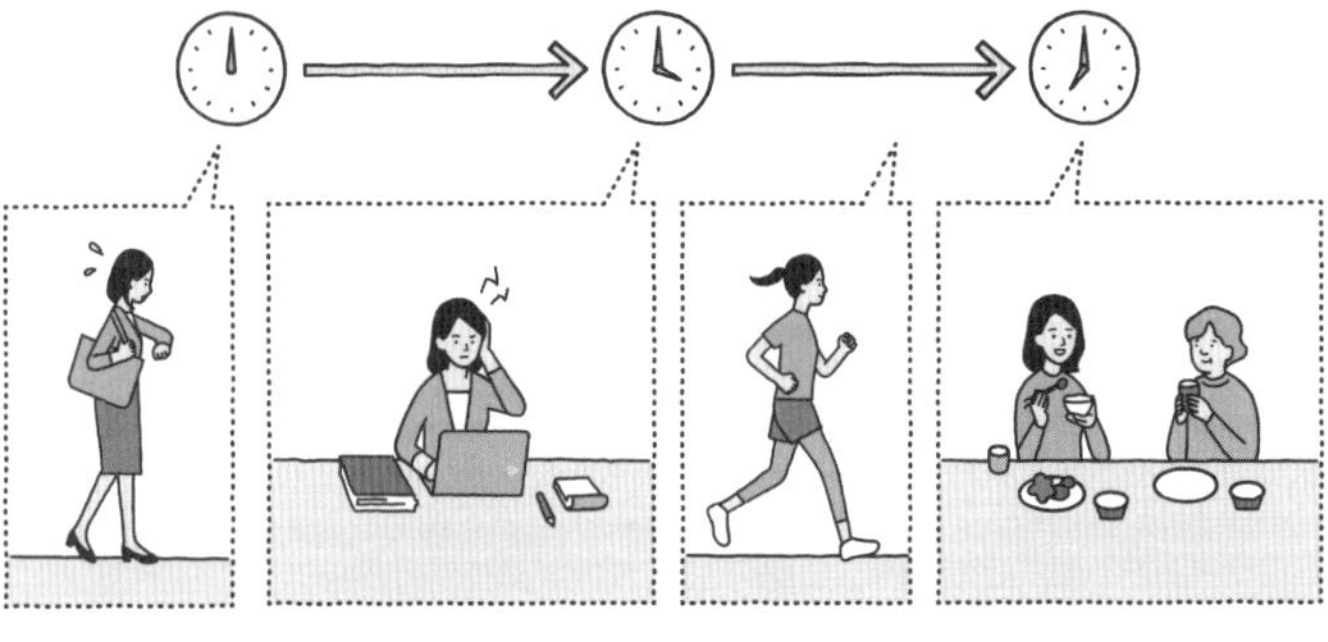

図3　体内時計に合わせたカラダの使い方

✦おやすみは「おはよう」から始まる

日常生活は24時間で進みますが、人間の体内時計は少し異なります。24時間に少しプラスした時間で1日を刻んでいます。(24時間半とか24時間15分など諸説あります)。そのため、そこには毎日誤差が生じることになります。時計の針と自分の体内時計の差を、自分自身に「修正してください」と指令したことはないですよね？　誰もそんなことをしなくても毎日その誤差を修正してくれているのが「日の光」です。

毎日起きるこの誤差のリセットは、太陽の光が目の網膜から入り、脳を刺激して、その誤差を整えているからです。光の量は曇り空のときでも十分ですが、できれば朝9時くらいまでに散歩をするとか、ベランダで体操するとか、朝の通勤時に一駅歩くなどするとさらにカラダの目覚めがよくなり、その15～16時間後に自然な眠気がくるタイマーも同時にセットされ、一石何鳥にもなります(図4)。それだけ人間も自然の一部だと考えることができます。

夜寝るためのことを朝から考えるなんて不思議と思われるかもしれませんが、「**おやすみ」は「おはよう」から始まります**。昼間の行動が夜に通知表となって表れてくるのです。

昨日と今日で、同じベッドで同じ時間に寝ているのに、毎朝の気分にムラがあるように、睡眠の質も同じようにとることはなかなか難しいわけです。疲れの具合や緊張度合い、ストレスの影響もあり、人の睡眠は一定ではありません。だからこそ、満足のいく睡眠をとるためには、ある程度の「技術」というかコツが必要になってきます。

前述したコンビニ内の強い光、さらに眠る前のスマホの光、これらが交感神経を優位にさせ、睡眠を遅くさせています。さらにゲームやワクワクするドラマを見たりすると、入眠に必要な副交感神経へのシフトができず、いつまでも交換神経優位が続き、さらに覚醒が持続していきます。もっといえば、遅い食事によって夜間に体内の消化活動が主となるため、眠れたとし

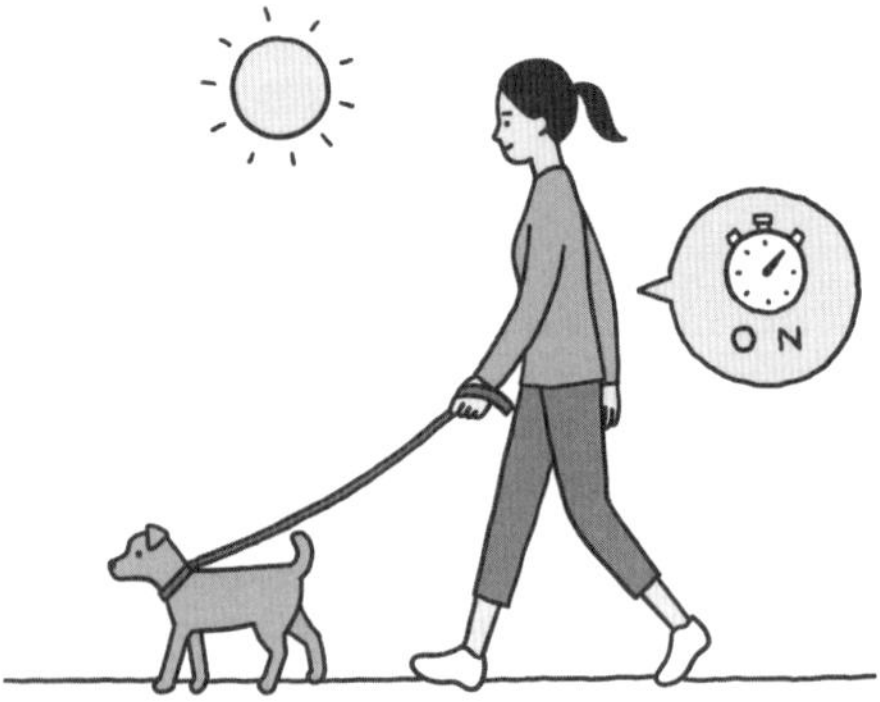

図４　朝９時くらいまでに散歩をすると、その 15 ～ 16 時間後に自然な眠気がくるタイマーがセットされる

ても他のメンテナンスに時間が割けなくなり、質のよい睡眠が得られなくなります。

その結果、やっと寝ても朝は睡眠が足りずギリギリまで寝ていて、なんとか起きてもボーッとしたまま朝食もとらず出社となってしまいます。朝食をとらないので、どうしてもエンジンがかからず、午前中はチカラが入りません。ランチ後は寝不足の影響もあり、とにかく眠く、やっと夕方になって活動モードに切り替わり、サクサク動けるようになると時間はまたどんどん遅くなり、帰る時間が深夜に。このような睡眠デフレスパイラルが続いていても、自分は働けるし、忙しいから仕方ないと思っているかもしれませんが、睡眠時間を徐々に減らすと、自分ではその変化に気付きにくく、人から「このごろミスが多い」などの注意を受け、初めて気付く人もいます。つまり我慢の限界を超え、カラダのみならずココロに深くダメージを負うことにもなりかねません。

「睡眠がきちんととれている」ということは、その人自身が日中活動的に過ごして、笑顔でいられることだと思います。そのためにも自分はどういった部分が足りていないのかを知り、それにあった対処法＝技術で修正してほしいと思っています。

そもそも寝ている時間は「何の時間」？

✦大事な3つの根

人を木に見立てて、よく話をします（図5）。地中深く、広く根を張る木の幹は太く、枝がしっかりと伸びて、青々とした葉を茂らせ、たくさんの実をつけます。でも反対に根が細く、地中からの栄養を吸い上げられない木は、養分を得られず弱く、実もなりません。人も同じです。その根になる部分に必要なものは全世界の人間に共通です。アジア人だから、欧米人だからではなく、この3つの要素がなけ

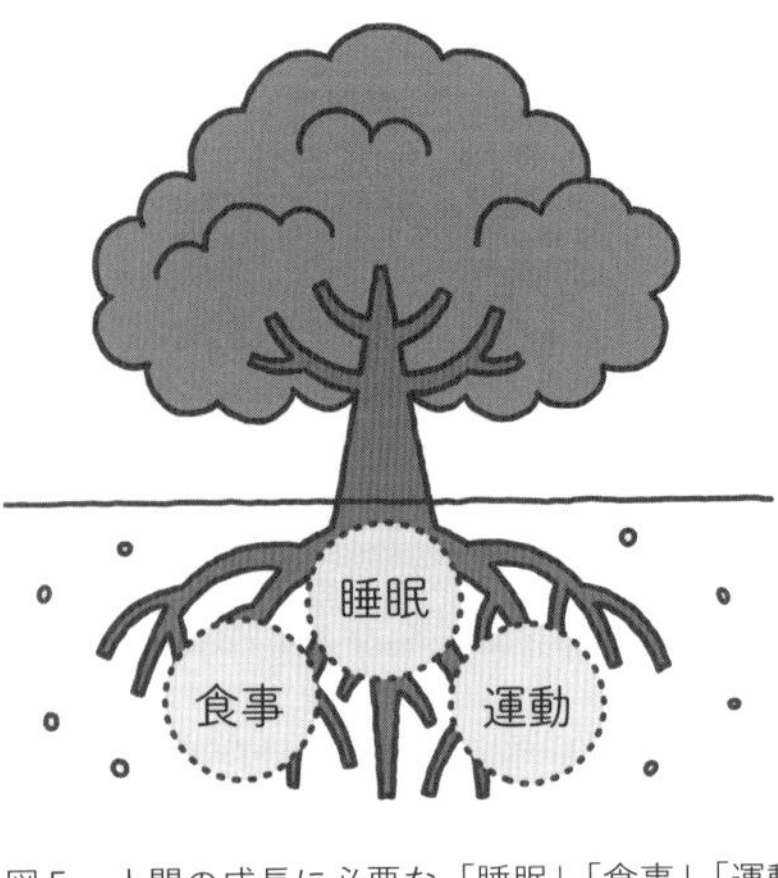

図5　人間の成長に必要な「睡眠」「食事」「運動」

れば、人は育ちません。

ひとつは「**食事**」。このごろは各家庭で添加物のことや、オーガニックなど、口に入れるものを吟味している家庭も多いと感じています。特にお子さんのいる家庭のママは、お子さんに少しでもよいものをと考え、野菜、肉などもバランスよく食べられる献立に日々頭を悩ませていますよね。確かに口に入ったものが、私たちのカラダの基となりますから、その質や量は非常に重要です。

そして2つ目の要素が「**運動**」です。健康診断でも必ず聞かれるのが「週2回、30分汗ばむ程度の運動をしていますか？」の質問です。これは、厚生労働省の「健康づくりのための身体活動基準」で、健康診断の結果が基準値範囲内の人であれば、日常生活で活動する以外の運動としては、「息がはずみ、汗をかく程度の運動を毎週60分程度行う」ことが推奨されているからです。「流れる水は腐らない」と言いますが、水も一定の場所に溜まったままだと腐り、さまざまな害をもたらす例えです。人間のカラダも血液以外も含め、いつも循環していないと、運動機能の発達や治癒力、さらに老化にも影響してきます。運動することは健康でいるために必要だと誰もが知っています。知らない人はいませんが、やるかやらないかで、このあとの状態が変化するのは確実です。

そして最後の3つ目が「**睡眠**」です。ほんの数年前までは、健康のために必要な要素は「食事」と「運動」でした。でも今は違います。どんなによい食材を選んで食べて、運動しても健康にはなりません。いかにこの睡眠の時間を良質にするか、そうでないかで病気にかかったり、逆に病気がよくなったりします。食べたものを活かし、さらに毎日を活力豊かに動けるようにしてくれる「準備の時間」が睡眠の時間です。

✦寝ているだけではない大事な時間

睡眠は「準備の時間」と前述しましたが、具体的にはカラダはどんな準備をしているのでしょう？　イメージしやすいのは、閉店後のお店です。人のカラダも寝ている時は、休業状態です。閉店中の店内はどのような事が行われているかといえば、

・お掃除
・片付け、整理整頓
・傷んだ箇所の修理、修復
・備品の交換
・明日の準備と補充

といったところでしょうか。

人のカラダもまったく同じです。

起きて活動している時も、もちろん同じようなことは行いますが、開店中（人でいえば活動中）は、どうしてもバックヤードの仕事は後回しになるか、少ししかできないことが多くなります。それよりは、お店が終わって今日一日の整理をしながら全部きれいにして、明日気持ちよくお店を開けられるように、効率的に片付けなどをした方がいいと思います。

人も同じ。例えばカラダの中の掃除は、活動中も行われますが、一気に効率よく進めるには、夜間の方が作業しやすくなるわけです。日中に脳を使い、ご飯を食べて胃や腸が活発に動いている時よりも、各所が休憩している睡眠中の方が、より多くのクリーニングが進むというわけです。

その中でもアルツハイマー型認知症は、誰もが避けたいと考える疾病のひとつですが、この病気の発端には睡眠が大きな役割を果たしているとされています。日々、脳内に溜まるアミロイドβタンパク質*は、夜間、睡眠時に効率よく排出されることがわかってきています。このアミロイドβタンパク質が脳に蓄積することで発症するのがアルツハイマー型認知症ですが、発症までの期間は約20〜30年。毎日のクリーニングがしっかりされていれば、つまり睡眠がしっかりとれていれば、それだけ蓄積も抑えられるということになります。1日で悪くなるようなものではありませんが、カラダは日々、自分の見えないところで地道なメンテナンスを繰り返してくれているのです。私たちのカラダを構成している細胞は約60兆個ともいわれ、その細胞は役目を終えると外へ排出され、また新しい細胞が生み出され、いつも機能を維持できるように日々交換されています。何よりも大事なのは、そのメンテナンスの時間を自分自身で奪わないことです。

また、睡眠には、気持ちを落ちつかせたり、気持ちを整理する効果もあります。

あなたが、ささいなことで喧嘩をしたとします。Aさんにとてもイライラして、つい言い返してしまいました。自分も言い返した後で、とても後味の悪い気分を夜眠る寸前まで引きずっていました。ベッドに入ってからもしばらくは気持ちがモヤモヤして寝付けませんでしたが、いつの間にか寝入って、朝を迎えました。朝起きて同じ気分だったでしょうか？　このような場合は、朝起きるとたいてい気分が落ち着いています。「あー、きっとAさんにも何かわけがあったのかもしれない。昨日は言いすぎてしまったから、私から謝ろう」と、気持ちの整理や置かれた状況までも整理できていたりします。

睡眠中は脳の働いている時間とそうでない時間がありますが、脳はその日あった膨大な情報量を必要なもの、要らないもの、さらに重要なものとして睡眠中に仕分けして整理してくれます。ディズニーのアニメ映画にもこのような頭の中の司令塔の話がありました。よろこびちゃん、悲しみちゃんなどが役割ごとにいて、分担して、ひとりの女の子（たしかライリー）の大事な記憶を守ってくれるお話でした。きっと本物の脳の中もこんな感じかも？　と思わせてくれるところがディズニーのすばらしいところです。

カラダの中で何が起きているのかを知れば、睡眠を疎かにしようなどと思わなくなるのではないでしょうか。クリーニングして、さらに栄養分を全身に行き渡らせて、修復する時間であり、明日のエネルギーを蓄える時間でもあります。エネルギーが溜まっていないと翌日思うように活動できません。休む時にきちんと休む。動く時はしっかり動く。この当たり前のことができにくい現代ですが、最終目標は、自分が最後の日を迎えるその時まで、しっかり動いてもらう必要がある大事な肉体を十分メンテナンスするために、毎日の睡眠・休息が欠かせません。

＊アミロイドβタンパク質――脳内で作られたタンパク質が分解されたアミノ酸のペプチド。アルツハイマー病の原因として研究されている。

✦幸せになりたかったら寝てほしい

最近よく耳にするようになった「Well-being」という言葉。直訳すれば「幸福」とか「健康」などと表わされますが、このごろの解釈は「身体的、精神的、社会的に、個人またはグループが良好な状態」と理解されているようです。

北欧の国デンマークには昔から“HYGGE”（ヒュッゲ）という考え方があります（写真３）。考え方というよりライフスタイルとでもいいましょうか、あまりに日本と対照的だったために興味を持ちました。就業時間は8時間以内、企業によってはもっと短い時間のところもあるようです。このヒュッゲには、「自分たちらしく、

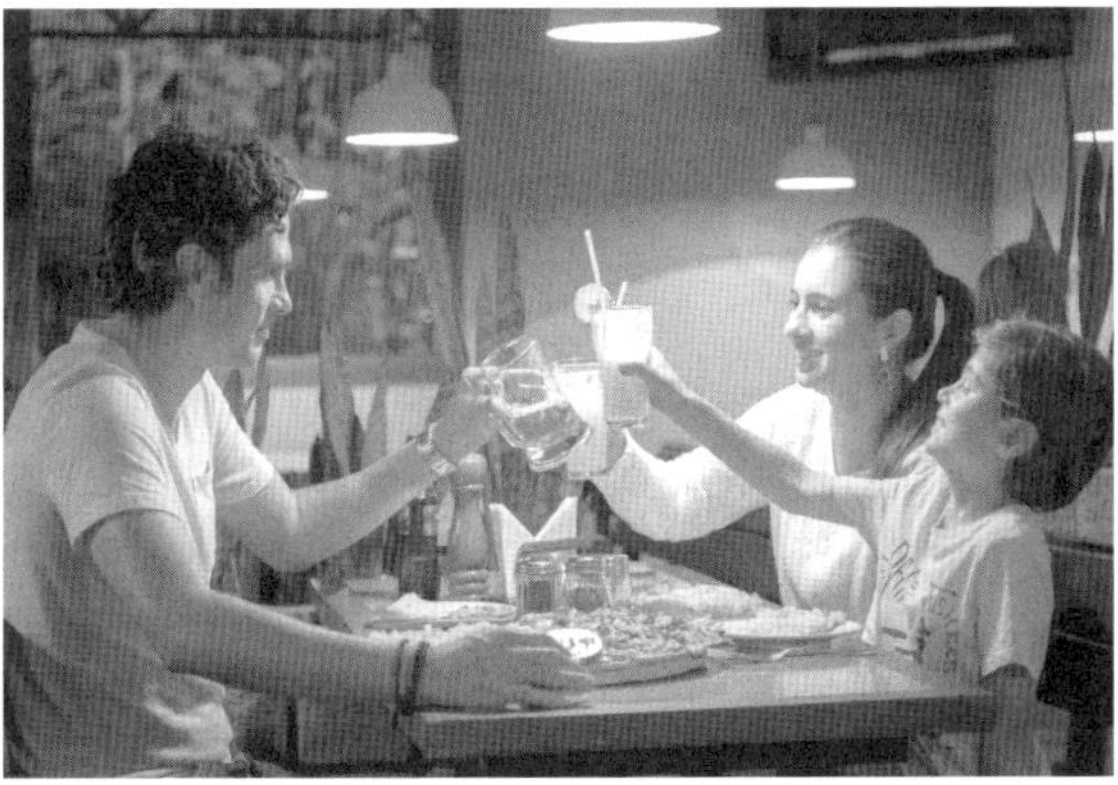

写真３　デンマークの「HYGGE」は、自分たちらしく、仲間や友だちと時間を共有し、自然やお気に入りのものや時間を愛する気持ち（出典：unsplash.com）

仲間や友だちと時間を共有し、自然やお気に入りのものや時間を愛する気持ち」が込められています。16時ごろには家に帰り、家族や友だちと夕食をとり、煌々とした青白いLED電球の下ではなく、オレンジ色の白熱灯や間接照明、キャンドルで会話を楽しみ、就寝時間も早い。

こんな生活をする国の話を聞くと、たいていの人は「日本じゃ無理」と言います。でも本当は、日本人だってゆとりを持ち、満足のいく睡眠をとりたいはずです。それを妨げるものは何でしょうか？

「幸せになりたかったら寝てほしい」。私はいつもそう考えています。

日本人の幸福度ランキングは各国に比べてあまり高くありません。2018年は156カ国中54位、2019年は58位でした。10位以内の国の半分は北欧です。1位は2年連続でフィンランド、2位はデンマーク、次にノルウェーと続きます。ヒュッゲの考え方も前述しましたが、やはり個人の幸せや他とのつながりを大事にするライフスタイルは、いろいろな面において、その人を豊かにしてくれるのは間違いないのかもしれません。

朝の光が体内時計の誤差を修正し、夜眠るためのタイマーをセットしてくれると前述しましたが、朝の光はさらに私たちに大きな財産を授けてくれています。それがセロトニン*。別名幸せホルモンとか、ハッピーホルモンなどと呼ばれますが、朝起きて日差しを浴びて、目の網膜を通して脳を刺激することでこの神経伝達物質が分泌されます。と、同時に眠気に作用するメラトニン*の分泌が抑制されます。

セロトニンは、脳の働きを活発化させ、なにより気持ち、ココロを安定させてくれる作用があるとされています。免疫力を下げてしまう大きな原因のひとつに「ストレス」が挙げられますが、このように自分の中で幸せの底上げをしてくれるホルモンは大事にしたいものです。体内生成だけでなく、食べるものからも摂取できるので、できるだけセロトニン生成に役立つトリプトファン*がとれる、大豆製品やタンパク質のものを取るのもいいかもしれません。私のおススメは「**朝のお味噌汁**」です。朝はいちばん体温の低い時間帯でもありますし、体内、特に胃を温めて全身の巡りをよくできます。大豆製品は発酵食品でもあり、具材はお野菜でも肉でも魚でも卵でもなんでも入れられますから、具沢山にすると一気にカラダを目覚めさせるスイッチにもなります。

セロトニンが減ると必然的にメラトニンも減るため、夜間の睡眠に問題が出てしまいます。そのためにもセロトニンをしっかり朝の光で分泌させ、夜しっかり眠れるようにメラトニンに切り替えてもらう連携をとりたいものです。

特に働き盛りの世代の人は、子育て、介護なども重なり、睡眠時間が短くなりがちです。さらにいうと働くママさん達はさらに深刻です。PTAで「かしこい子を育てる睡眠」の話をさせていただくのですが、それには裏のテーマが存在します。日本の子どもたちの睡眠にもたくさんの問題点はありますが、その前に「ママたちを倒れさせたくない」という気持ちがあるからです。お子さんのことであれば聞く耳を持ってくださるママたちですが、自分のことになると皆さん後回しです。とても一生懸命に家族のことを考えて働き、動き回って、そのうえ睡眠を削ってしまっては、倒れるのは当たり前です。睡眠不足により乳ガンの罹患率は上がります。ママたちにお話しするときは、「家族が大事なら、まず自分を大事にしてほしい」とお伝えします。夜中に洗濯したりする分は、朝でもいいではないですか？　そのかわり、子どもたちと早く寝て、早く起きる。このほうが、時間を確保できるだけでなく効率がよく、パフォーマンスも間違いなく上がります。

仕事をするのも、勉強するのも、家族をヘルプするのもすべてその人が健康だからこそできること。逆にいえばきちんと睡眠をとって笑っている人ほど「幸せ」です。その人はきっと、光のコントロールが上手な人でもあるはずです。

＊セロトニン――必須アミノ酸トリプトファンから生合成される脳内の神経伝達物質のひとつで、精神を安定させる働きをする。

＊メラトニン――脳の松果体《しょうかたい》から、夜間に分泌されるホルモン。体内時計に働きかけ自然な眠りを誘う作用があり、「睡眠ホルモン」とも呼ばれている。

＊トリプトファン――９つの必須アミノ酸のうちのひとつで、セロトニンに変化する。肉、魚、大豆などのタンパク質に多く含まれる。

安眠夜話②

バタンキューVSショートスリーパー どっちの能力が欲しい？

バタンキュー！　と、活動時間から就寝に一気にモード変換ができる人。それに対して、ショートスリーパーと呼ばれるような、つまり短時間の睡眠でも大丈夫な人。あなたはこのどちらかの能力を手に入れられるとしたら、どちらを選びますか？

眠りを深くとり、しかも切り替えがうまくできそうなバタンキュータイプ。とにかく仕事に趣味に、時間がもったいないから、寝る時間は極力削りたいショートスリーパー希望タイプ。それぞれになりたい理由はあります。でも、最後までのこのコラムを読んでみてくださいね。

いろいろな方とお会いする際によく、「あっ、私とてもよく眠れるので、ヨシダさんにはお世話にならないです。だって、ベッドに入るとバタンキューですから」といわれることがあります（お若い方にとっては、この「バタンキュー」の言葉自体に馴染みがない可能性もありますが、寝床で横になった瞬間に眠りに落ちているという意味です）。

仕事や家事に忙しく、とにかく起きている時間をフル活用して、休息が極めて少ない。そうするとカラダは「もう休みたい！」といつも思っていますから、やっとのことでベッドまでたどりついたと同時に寝てしまうのです。そう、ウルトラマンのカラータイマーがピーコン、ピーコンと鳴っている感じです。軽めの気絶?! といえるかもしれません。

でもそれは睡眠不足。しかも慢性的な睡眠負債タイプです。

そもそも眠りが足りていないからこそ、ギリギリまでがんばってパタッと寝ていたことを、自分では「寝つきがいい」と勘違いしていただけかもしれません。

目安としては、ベッドに入ってから10分くらいで寝つく分には問題ないと思います。その日にあった出来事を思い出し、なんとなく寝てしまうのが普通ですが、横になったことも忘れてしまうくらいの極端な場合や、眠りに入るまでが2、3分だと、やはり毎日の睡眠時間を少し見直してみる必要がありそうです。

そして、もう一つのあこがれの能力!? 「ショートスリーパー」。誰しも、寝なくていいのなら寝ない、と思いたくなるときがあります。夜通し遊ぶこともできるし、試験前には眠気と戦う必要もなくなり、なにより、終わらない仕事をどんどんこなせるのなら、ぜひそうなりたいと思う経営者の方が少なくないのは容易に想像できます。

努力、そして忍耐、根性も何かを成し遂げるには必要な要素ですが、それらをいくら重ねても成し遂げられないものもあるとすれば、その一つが「ショートスリーパー」(短時間睡眠者)です。

ナポレオンが3時間睡眠だったのは有名な話ですが、確かに短い睡眠で毎日何の支障もなく生活できる人は存在します。存在しますが、それは遺伝的な特性が備わった人です。努力や根性、トレーニングで後天的に備わるようなものではなく、生まれたときから持っている個性のようなものです。がっかりする人もいるでしょうが、今は、そのような遺伝子検査をしてくれるビジネスもあるそうですから、気になる方は調べてみるのもいいかもしれません。

寝ていると自分の意識がないせいで、あたかも「何もできない時間」もしくは「何もしない時間」だと捉えられています。そして、生産性のない時間としてどんどん削る方向に舵をきってしまいます。

睡眠時に行われていることは、例えるなら自動洗車機。車を持っていれば何度か使ったことがある方もいらっしゃると思います。車を所定の位置に停め、お金を投入してボタンを押せば、ボディーを水洗いして、ブラシで汚れを落とし、水で流して細部を洗浄、ふき取り後、最後にワックス、コーティングも行ってくれる便利なマシンです。車のオーナーさんはコーヒーでも飲んでひと休みしていれば、ピカピカの愛車と会えるわけです。

これを自分の睡眠に重ね、自分が車だと考え、おやすみなさいをしてベッドに入ります。カラダの中では、今日疲弊したところやダメージがあったところを修復し、さらに定期的な新陳代謝のために成長ホルモンが寝始めに一気に分泌されます。その後もレム睡眠、ノンレム睡眠と違った

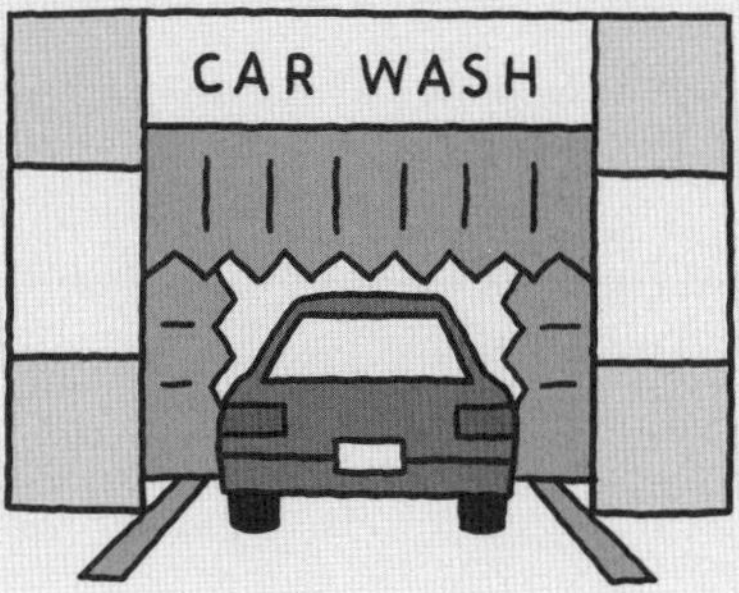

ステージごとに脳の整理、体中のメンテナンスが続きます。この時間が約7～8時間。ゆえに、ブラシで汚れを落とし、洗浄液が出て泡まみれの状態の時に睡眠が終わるとどうなるでしょうか？　カラダのメンテナンスは中途半端ですよね。

自分のカラダの中は見ることはできませんが、朝起きてスッキリしている、昼間活動的に動くことができ、ポジティブにものを考えられるのであれば、これは夜のメンテナンスがしっかりできている証拠といえるのではないかと思います。一方、不調であればメンテナンスがきちんと行われていない可能性があると考えられます。

さて、あなたのカラダは毎日きれいにクリーンアップされていますか？

第2章

7つの悩み別睡眠タイプ

目標	ポイント	おススメTIPS
効率よく睡眠をとる	寝始めの90分が勝負！	・やる気を取り戻すパワーナップ ・食べていい時間、悪い時間 ・湯船につかろう（疲労回復、他のメリット） ・休日にプラス2時間の睡眠ちょい足し ・時間泥棒がいないか調べてみる
すんなり寝付けるようになる	脳のシャットダウン	・朝9時までに日光を浴びる ・朝に一杯の味噌汁 ・フクロウタイプ向き日中の過ごし方 ・寝る1時間前にスマホ、パソコンをやめる ・自分と向き合う（瞑想）
日中は活動的に過ごし、パフォーマンアップを図る	しっかり眠れる環境作り	・夜間の電球色、照度にこだわる ・必要な睡眠時間を知り、それを確保する ・心地よく眠れる寝室作り ・枕だけでなく、寝具全体の見直し ・睡眠時無呼吸症候群などを調べる
生活リズムの調整	ひとり時差ボケの解消	・起きる時間を一定にして朝散歩 ・腹時計もリセット ・夕食後にうたた寝しない ・休日の「おまけ睡眠」は2時間まで ・寝だめ貯金はできないと心得よ
ぐっすり眠れた満足感	中途で起きる原因を探す	・ハムスタータイプの午後の過ごし方 ・夕方からのカフェインとの付き合い方 ・寝る前のゆるませ入眠体操 （足首、背中、ふくらはぎ） ・ベッドで「羊」を数え続けない ・朝夕の青竹ふみ
勤務時間外にしっかりカラダを休める	光のコントロール	・攻めの休憩 ・勤務中：AM2:00～5:00の休憩のとり方 ・勤務後の過ごし方 ・ぐっすりの環境を整える ・お酒を睡眠薬代わりにしない
目覚ましが鳴るまで眠る	生活リズムを整える	・眠たくなってから寝る ・本当に眠れているかを知る ・季節に合わせた朝日の調整 ・自分の本当の睡眠時間を知る ・「睡眠日誌」をつける

7つの睡眠タイプ

タイプ	動物	どんな人	睡眠用語	症状や行動
A	キリン	眠りたいのに絶対的に睡眠不足な人	慢性睡眠不足・睡眠負債	昼間ボーっとする／簡単なミスをしやすい／電車、バスで座るとすぐ寝る・バタンキュー／疲れた、眠いが口癖／睡眠不足を感じていない
B	フクロウ	デスクワークで寝つきの悪い人・テレワークで長時間座りっぱなしの人	入眠障害	肩、頭、背中、腰、顎が痛い／いつもだるい／寝ようとしても眠れない／座りっぱなし
C	ライオン	寝ても寝ても疲れが取れない人	熟眠障害・起床困難	気分がすっきりしない／カラダが重い／めんどくさいが口癖／ゴロゴロしている
D	ネコ	休日の寝だめで体調がすっきりしない人	ソーシャルジェットラグ	月曜の朝がとにかく辛い／週末に向かうほど元気になる／疲れ、だるさが続く／夜型だといわれる
E	ハムスター	なぜか夜中に目が覚めてしまう人	中途覚醒	寝た気がしない／朝だるい／昼寝が長い／カラダが重く感じる／夜間トイレの回数が増えた
F	コアラ	睡眠時間がバラバラで、うまく眠れない人	夜間交代勤務	寝酒がやめられない／なかなか寝付けない／疲れが続く／風邪が長引く／生活習慣病の不安
G	リス	もう少し寝ていたいのに朝早く目が覚める人	早朝覚醒	昼間とても眠くなる／夜早く寝たくなる／昼寝が長い／暇だと思っている

タイプ別改善が必要な理由

✦「一期一会睡眠」——人に同じ睡眠なし

フワッとして、愛らしい感じのドレス。あー、私もあんなの着てみたいと思って、似たようなものを手にとり着てみたものの、なぜかしっくりこない。というか、似合わない。そもそも何かが違う。こんな経験はないでしょうか?

女性ならご存じの方もいらっしゃると思いますが、自分の骨格や体形、雰囲気に合わせて3つのタイプに分類される骨格診断。フワッとした感じのアイテムが得意なウェーブさん。スーツのようなカチッとした感じが得意なストレートさん。サラッとラフな感じが得意なナチュラルさん。睡眠の本なのにスタイリングの話? ではなく、自分に合わない、そもそも方向性が違うものを選ぶと、せっかくの個性も台無しになり、お金も時間も無駄になりませんか？　というお話です。

「睡眠」も同じ。

Aさんの睡眠とあなたの睡眠は基本的に違います。寝ている場所、寝具、寝装、どなたとベッドをシェアしているか、習慣、体調、ドアや窓の位置、照明、寝る時刻、起きる時刻、ベストな睡眠時間、寝相、職業など、一人ひとりの睡眠が、それぞれ違うように、自分が満足いくような「睡眠」をとろうと思ったときも異なり、想像以上にたくさんの要素がからみあっていることに気付くことになります。

例えば「夜中に目が覚める」という同じ悩みをお持ちの方が2人いたとします。悩みは同じですが、実際の解決方法はまったく異なるものでした。それは夜中に目が覚める「理由」が違っていたからです。本人には夜間に目が覚める理由が分かっていなくても、日々の生活を丁寧に紐解いてヒアリングしていくと、原因が明らかになることがあります。

ひとりの方の原因は「習慣」の問題でした。寝る前に飲むお酒、いわゆる寝酒です。大した飲酒量ではないそうですが、何十年もその習慣があり、それが中途覚醒（夜間に目が覚める）の原因であるとは思ってもみなかったそうです。お酒を飲まないでくださいというわけではなく、寝る間際に飲むことをやめてほしいとお伝えしました。寝酒をすると寝やすくなるのですが、アルコールによる脱水症状の影響で、中途覚醒を起こします。そのため睡眠が分断されてしまうのです。

もうひと方は、「ペット」でした。戸外に出た飼いネコが、夜間に家に戻るため、飼い主さんは、窓をいったん開けに行くそうです。窓を開けるために外気にあたり、部屋の電気をつけることで覚醒が進み、再入眠（覚醒してからもう一度眠りに入ること）ができなくなっていたのです。

このように、人の生活スタイルは年齢や性別によっても異なります。お酒をまったく飲まない人に、いくら「寝酒はダメですよ」と言ってもなんの意味もありませんし、ペットを飼っていない人に、寝室にはペットを入れないようにというような話をしても同じです。その人に必要な睡眠改善案は、その人の生活パターンや環境に対応していなければ意味がありません。

つまり睡眠は極めて個人的なもので、しかも毎日異なる生き物のようです。アスリートが毎日練習するのと同じように、微調整をして、よりよいフォームを極め、そしてよい結果を残す。睡眠のよい結果とは、健康で高いパフォーマンスを維持しながら日中活動できる脳とカラダです。私はそれを、**「リッチ睡眠」**と呼んでいます。そのためにもぜひ、ご自分に足りていない部分に早く気付き、少しでも心地よい睡眠を得て、活力ある毎日を過ごしてほしいと望んでいます。

タイプ別の見極め

そうなると自分の睡眠がどんなタイプになるのか気になりますよね？　本書ではオリジナルのタイプ別診断として「7つの悩み別睡眠タイプ」に分けました。さらにその悩みに近い動物を選び出し、アイコンにしています。

・キリンタイプ（慢性睡眠不足＝睡眠負債→73ページ）

・フクロウタイプ（入眠障害→80ページ）
・ライオンタイプ（熟眠障害・起床困難→87ページ）
・ネコタイプ（ソーシャルジェットラグ→93ページ）
・ハムスタータイプ（中途覚醒→99ページ）
・コアラタイプ（夜間交代勤務→105ページ）
・リスタイプ（早朝覚醒→111ページ）

✦あなたの「貧乏睡眠」はどのタイプ？

16ページのチャートであなたの睡眠タイプをお選びください。睡眠に問題のあった方に向けて、これからタイプ別に、その対処方法をTIPSとしてご紹介します。TIPS（ティップス）は秘訣や裏技のことですが、どれも日常生活に取り入れることができるものばかりですし、時間帯の表記もありますから、できるところからやってみてもいいでしょう。

貧乏睡眠の各タイプは動物をアイコンにしています。その動物はそのタイプを表しているので、まったく無関係ではありません。ご自分だけでなく、睡眠にちょっとした不安に感じている友人の方、ご家族にも聞いてみてもいいかもしれませんね。

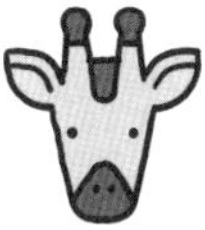

タイプA：キリンタイプ　慢性睡眠不足＝睡眠負債
眠りたいのに絶対的に睡眠不足な人

キリンさんタイプってどんな人？

このタイプの人は、さらに2種類に分かれます。ひとつは「眠りたいのに睡眠時間が確保できない人」です。本当は寝た方がいいことは分かっているけれど、仕事や家事、育児、介護、勉強などでどうしても睡眠時間が減ってしまう人です。できるだけ睡眠時間を確保することが前提でのTIPSのご提案です。

もう一方の人は、睡眠時間が減っていることに気付いていないか、あえて意識していない人です。「長年このくらいの時間でやってきたから、大丈夫」と思っていますが、ほかの人からみると大丈夫？　と明らかに睡眠負債が露呈しているパターンです。

ところでなぜキリン？

キリンの睡眠時間は約3〜4時間程度といわれ、短い眠りが特徴です。特にサバンナにいる野性のキリンは、いつ敵が来ても逃げられるようにあまり脚を折って横になって寝ません。起きている時間は、ほとんど食事にあてています。

キリンさんタイプの心の声：

「毎日毎日残業続きでヘトヘトだ……」

「ママ！　ママ！　って呼ばれても同じ24時間なのよー」

「きゃー、今日もまたこんな時間！　時間よ止まれ！」

キリンさんタイプの症状：

・昼間ボーッとしてしまう
・仕事で簡単なミスをしてしまう
・電車やバスで座るとすぐにうたた寝をする・バタンキュー
・運転していて1、２秒意識がないときがある
・「眠い」「疲れた」が口癖になっている
・睡眠不足なことに気付いていない
・○○○だけど大丈夫？　とよく聞かれる
・機嫌がよくない
・自分はショートスリーパーなので大丈夫だと思っている

キリンさんタイプの目標：

とにかく効率よく「質の高い睡眠」を目指そう

〔キリンさんタイプのポイント〕

寝始めの90分が勝負！

睡眠時間をできるだけ確保した上で、さらにしっかりと眠るためには準備が必要です。しっかり眠れるか否かは、寝始めの90分にきちんと成長ホルモンが出るような、深い眠りが得られるかどうかがカギとなります。

【キリンさんタイプへのおすすめリッチ睡眠TIPS＆スケジュール】

＊午後＊ やる気を取り戻すパワーナップ

⬅

＊夜＊ 食べていい時間、悪い時間

⬅

＊夜＊ 湯ぶねにつかろう（疲労回復、その他のメリット）

⬅

＊休日＊　休日にプラス2時間の睡眠補給

＊その他＊　「時間泥棒」がいないかを調べてみる

【解説】

＊午後＊　やる気を取り戻すパワーナップ

「パワーナップ」とは、15～30分程度の短時間睡眠のことです。夜の主睡眠（まとまって取る睡眠）不足を補うものではなく、リフレッシュのためにとるお昼寝はとても有効です。最近では会社でお昼寝を推奨してくれる企業もあるそうですが、午後にこの時間を取るか否かでパフォーマンスの向上や事故、ミスなどを未然に防ぐことも可能になってくるでしょう（私は「お昼寝推進委員会」を発足しています）。

［**パワーナップのお作法**］

◆時間帯：昼12～15時の間。

◆お昼寝時間：15～20分程度。
◆場所：デスク、ソファなど。ただしカーテンを閉め、ベッドでぐっすり寝ないこと。
◆方法：寝る前にコーヒーなどのカフェインをとり、暗くしすぎない場所で寝る。
眠くなってしまう前にできるだけ先に取りにいくイメージで。

＊夜＊ 食べていい時間、悪い時間

仕事が終わり、帰ってからゆっくり食事をする。普通の時間に帰宅できる人はこれでも構いませんが、仕事が遅くなる人や不規則な人は、ある程度の時間（18～20時）になった時点で軽めの食事を済ませることが大事です。帰宅後に遅い夕食をとると消化器官への負荷がかかるだけでなく、逆流性食道炎の危険性も高まります。

＊夜＊ 湯ぶねにつかろう（疲労回復、その他のメリット）

疲れたからこその入浴です。湯ぶねにつかることで体温をいったん上げてから下げて入眠効果を高めるだけでなく、浮力の作用によるリラックス効果を得ることができます。また、水圧による体内老廃物の排出効果が進み、血行促進などの複数の効果が得られます。シャワーだけで済ませるのはもったいないのです。

＊休日＊　休日にプラス2時間の睡眠補給

そうはいっても、とにかく睡眠時間が確保できないために睡眠負債になっているわけですから、どこかで借金返済の時間が必要になります。勤務日に十分な睡眠をとるのが難しい場合、休日の昼間まで寝ている、もしくは夕方まで「寝だめ」などという方もいますが、長すぎる睡眠補給は時差ボケを生みだし、リズムを狂わせます。休日は「プラス２時間」までを目安にして、あとはできるだけ平日の睡眠時間を増やすことを考えてみてください。

＊その他＊　「時間泥棒」がいないかを調べてみる

忙しいから寝る時間がない！　とおっしゃる方にお勧めしているのが24時間スケジュール表の作成です。まずは現状の自分の１日の過ごし方を書いてもらいますが、次に起きたい時間を決め、キープしたい睡眠時間から逆算した眠る時刻を記載します。それが睡眠時間をキープする最大の方法です。残った時間を振り分けることによって、現状の無駄な時間が浮き彫りになります。

タイプB：フクロウタイプ　入眠障害
デスクワークで寝付きの悪い人／テレワークで長時間座りっぱなしの人

フクロウさんタイプってどんな人？：

とってもがんばり屋さんなフクロウタイプは、いつも一生懸命で「あれもやらなきゃ」「これもやらなきゃ」と仕事にプライベートに、とても忙しい人です。今、何かをしていても次の事を考えていたり、複数の事を同時に頭の中で考えていたり、とにかくマルチタスクな脳の使い方をしている人です。そうするといつも脳が働いていて、いざ眠ろうとしてもグルグル回転したままでシャットダウンできないため、寝つきが悪くなってしまいます。活動時間と休息時間のすみ分けが必要です。

ところでなぜフクロウ？

誰もが知る夜行性動物の筆頭格です。寝ないイメージのあるフクロウは脳を半分ずつ休めて眠る、半休半眠の動物です。同じように哺乳類のイルカは、海で寝ながらおぼれないために、また、渡り鳥も海の上を飛び続けても落ちないためにその能力を持っています。脳の半分を動かすことで、生死に関わる危険を回避して生きているのです。

フクロウさんタイプの心の声：

「（ベッドに入ってから）今日はちゃんと眠れるのかな？」

「夜になればなるほど頭が冴えてくるの」

「とにかく日中、眠くて困る……」

フクロウさんタイプの症状：

・肩、頭、背中、腰、顎が痛い

・朝起きるのがとてもつらい

・いつもだるい
・寝ようとしても眠れない
・日中座っていることが多い

フクロウさんタイプの目標：
すんなり寝付けるようになる

［フクロウさんタイプのポイント］
脳のシャットダウン

眠るモードへの切り替えが苦手なフクロウさんタイプは、交感神経から副交感神経への切り替えをスムーズにさせ、さらに自分の体内時計サイクルを整えておくことが必要になります。

【フクロウさんタイプへのおすすめリッチ睡眠TIPS】

＊朝＊ 朝9時までに日光を浴びる
↓
＊朝＊ 朝食に一杯のお味噌汁
↓
＊午後・夕方＊ フクロウタイプ向き日中の過ごし方
↓
＊夜＊ 寝る1時間前にスマホ、パソコンをやめる
↓
＊終日・眠る前＊ 自分と向き合う（瞑想）

【解説】

＊朝＊　朝9時までに日光を浴びる

電車で通勤している人は、駅まで歩く間の時間を利用して9時までに朝日を浴びるのは、

そんなに難しいことではありませんが、フレックスやテレワークで仕事している人は少し日の光を意識する必要があります。朝食を窓際で食べるとか（曇りの日でも十分）、または少し朝早く起きて近所を散歩するなどして、日の光を浴びることでメラトニンをストップさせ、約15〜16時間後に眠くなるスイッチを作動させます。フクロウさんタイプは寝付きが悪い人なので、この朝の光がとても大切な鍵となります。

＊朝＊ 朝食に一杯のお味噌汁

時間がないなら何を食べるか？　ぜひ「お味噌汁」の中に野菜、海藻、そしてタンパク質を一緒に入れて、具だくさんにして召し上がってください。発酵食として腸活にもなりますし、温かいものは一気に活動モードに切り替えてくれます。さらに朝、タンパク質を取ることでトリプトファンを摂取して、夜眠りやすいモードに切り替えることも可能です。

（ちなみに私のおススメはタマゴ＋野菜＋海藻です）

＊午後・夕方＊　フクロウタイプ向き日中の過ごし方

座っている時間が長い国が「日本」です。研究者によれば座り続ける時間が長いほど、悪影響があり、14の疾患で死亡率が高くなることが確認されたそうです。とにかくデスクワークの多い人は、できるだけこまめに動き、歩くことを意識してみてください。特に夕方は体温が一日のうちでいちばん高くなりますから、その時間にきちんと体温を高くするためにも、会社内は階段を使うとか、踊り場で簡単なランジなどの筋トレが効果的です。

＊夜＊　寝る1時間前にスマホ、パソコンをストップ

フクロウさんタイプにはこれがいちばん難しいかもしれませんが、スマホやパソコンは眠る1時間前にはシャットダウンします。ブルーライトは脳を覚醒させ、さらに睡眠を後退させていきます。睡眠をとりたいと思いながらさらに自ら眠れなくしてしまうのです。また、スマホで動画を観たり、ゲームをすることで、脳が興奮状態に入り、休息モードに切り替わらない点が問題になります。脳の疲れがとれないと、朝起きて「どうも寝た気がしない」「疲れがとれていない」といった症状が出てしまいます。フクロウさんタイプの

最大の特徴です。

＊終日・眠る前＊　自分と向き合う（瞑想）

Googleや大手IT企業には専用の瞑想ルームもある「マインドフルネス」（今この瞬間に意識を向け、自分の状態を受け入れること）。あれも、これもとマルチタスクで生活することが当たり前になっている思考をいったん止め、自分の中に意識を取り戻します。最初はいたって簡単な方法で、呼吸をするだけです。始めは短くて構いません。慣れてきたら時間を少しずつ伸ばしていきます。パソコンをシャットダウンするように、脳も一日の終わりにはシャットダウンさせて、リラックスモードに切り替えてあげましょう。

【呼吸・マインドフルネス】

①安定性のある場所に背筋を伸ばして座る。
②目を閉じるか、もしくは半眼にして、鼻から息を吸い、鼻から吐くを繰り返す。
③他の事が頭に浮かんでも、また呼吸に意識を戻す。

これを朝、夜どちらでもいいので（両方も可）、5分以上行って自分自身の意識を取り戻します。

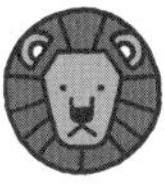

タイプC：ライオンタイプ　熟眠障害・起床困難
寝ても寝ても疲れが取れない人

ライオンさんタイプってどんな人？

今までなら寝て起きれば翌朝は元気になっていたのに、このごろは疲れが取れなくてどうもだるい。朝だけでなく、日中も調子が出ないことが増えた気がする。風邪もひきやすいし、なにより集中力が落ちて、ミスが多くて怒られることが増えた。そのため効率が悪く、さらに残業になってしまって、また寝不足……。このループから早く抜け出したい。でも頭がボーッとして、うまく考えられない。どうしよう――となっている人です。

ところでなぜライオン？

サバンナの真ん中で獲物を待つ時間は長い。だが狩りをするのはごく限られた時間。それも夜間にかけて行われ、日中のほとんどの時間、約20時間はゴロゴロして過ごしているライオンたち。まめに動き回らず、短期集中型ともいえるその行動パターンは働きすぎの人間とは真逆なのかもしれません。

ライオンさんタイプの心の声

「あー、あと10分寝ていたい」

「席空かないかな……、少しでいいから電車で眠りたい」

「はー（ため息）、だるいし眠い。しんどいな」

ライオンさんタイプの症状：

・気分がすっきりしない

・カラダが重い

・「めんどくさい」が口癖
・ゴロゴロしている
・やる気がおきない

ライオンさんタイプの目標：
日中は活動的に過ごし、パフォーマンスアップを図る

［ライオンさんタイプのポイント］
しっかり眠れる環境作り

【ライオンさんタイプへのおすすめリッチ睡眠 TIPS】

＊夜＊ 夜間の電球色、照度にこだわる
⬅
＊その他＊ 必要な睡眠時間を知り、それを確保する

＊その他＊ ⬅ 心地よく眠れる寝室作り

＊その他＊ ⬅ 枕だけでなく、寝具全体の見直し

＊その他＊ ⬅「睡眠時無呼吸症候群」の症状の有無を調べる

【解説】

＊夜＊　夜間の電球色、照度にこだわる

夜になって電灯を使わずにいることは実際不可能です。ただ、照度の高い光には十分注意して、夕食後などは青白い蛍光灯の光ではなく、電球色の光や、間接照明に切り替えるなどした上で、直接目に光が入らないように工夫しておくだけでも睡眠を後退させずにすみます。イメージはヨーロッパの家庭のような照明です。

＊その他＊　必要な睡眠時間を知り、それを確保する

推奨される睡眠時間は、成人（26〜64歳）の場合は7〜9時間、最低でも6時間を切らないようにしましょう。個体差などで必要時間は変化しますが、まず今、寝ている時間が本当に合っているのか、トータル時間、就寝時刻、起床時刻、それも休日と平日を比べて、睡眠日誌などを最低で1週間、できれば2週間ほどつけてみると、ご自分の睡眠が客観視でき、睡眠の改善ポイントが見えてくるでしょう。

＊その他＊　心地よく眠れる寝室作り

ライオンタイプの人は、寝室環境に問題がある場合があります。春から夏にかけては5時くらいから明るくなります。窓側に頭があれば、7時起床の人がいくら7時間睡眠を心掛けても、光によって自然と覚醒が促され起きてしまいます。ベッドの位置や窓の向きが変更できない場合は、カーテンで調整しましょう。夏場は厚手を重ね、冬場は温度調整に重きをおいてください（室温その他の詳しい情報は１６２ページも併せて参照）。

＊その他＊ 枕だけでなく、寝具全体の見直し

マットレスの耐久年数は10～20年くらいといわれますが、羽毛の掛ふとんは5年程度で一度チェックをして、クリーニングするなどの方法が有効です。このように毎日使うものですから、何年も使えば、へたり、汚れ、ほつれなどが生じます。特に肌に触れるシーツやカバー類は衛生面に配慮することで、心地よい眠りに影響してきます。また、ベッドの大きさや置き方も重要なポイントになります。

＊その他＊「睡眠時無呼吸症候群」の症状の有無を調べる

「（寝ている時に）イビキがうるさい」といわれたことがありますか？　イビキは男性だけでなく女性も顎の形や更年期、加齢による変化でかくこともあります。その場合は昼間にとても強い眠気を感じるため、夜間にしっかりとした睡眠が取れていないことが分かります。そのままにしておくと、昼間に「マイクロスリープ」と呼ばれる瞬間的な眠気を引き起こし、事故やミスをする可能性がありますから、気になる人は睡眠外来などの専門病院で確認してみてください。

（筆者も睡眠研修に併せて会社単位で検査できる方法について、ご相談に応じています）

タイプＤ：ネコタイプ　ソーシャルジェットラグ

休日の寝だめで体調がすっきりしない人

ネコさんタイプってどんな人？

自分の気分がのる時は仕事も家事もどんどん進むので、時間を忘れて没頭してしまうこともあります。趣味や好きなことへの集中力も高く、時間に縛られず、時間を自由に使います。そのためオンとオフの差が激しく、オフの時はひたすら寝て、寝だめをしてしまうタイプです。休日の夕方に起きて「もったいない」と思いますが、その後はまた夜遅くまで行動してしまいます。

ところでなぜネコ？

ネコってどんなイメージですか？　気ままで、人に媚びたりせず、昼間は気持ちよさそうな場所でのんびり寝ている感じでしょうか。ネコの睡眠時間は12時間半といわれています。一日の半分は寝て過ごしているのです。寝たり起きたりを繰り返し、好きな時に動きまわり、自由気ままに眠る生活に「ネコになりたい」と思った人も多いのでは？

ネコさんタイプの心の声

「金曜最高！　だって明日は好きなだけ眠れるから」
「月曜（もしくは勤務日）朝は最悪……。マジ起きたくない！」
「（起きるのが嫌で）目覚まし壊したの、何個目だろう」

ネコさんタイプの症状：

- 月曜の朝がとにかく辛い
- 週末に向かうほど元気になる

・疲れ、だるさが続く
・夜型だといわれる。夜型だと思う

ネコさんタイプの目標：
生活リズムの調整

［ネコさんタイプのポイント］
ひとり時差ボケの解消

【ネコさんタイプへのおすすめリッチ睡眠TIPS】
＊朝＊ 起きる時間を一定にして朝散歩
⬅
＊朝＊ 腹時計もリセット
⬅

＊夜＊ 夕食後にうたた寝しない

⬅ **＊休日＊** 休日の「おまけ睡眠」は2時間まで

⬅ **＊休日＊** 寝だめ貯金はできないと心得よ

【解説】

＊朝＊ 起きる時間を一定にして朝散歩

ネコさんタイプの人は、夜中や明け方まで起きていることに抵抗感がなく、むしろ夜の方が仕事も遊びもはかどると思っている人が多いでしょう。体内時計が本格的に崩れる前に、眠る時刻よりも「起きる時刻」にしっかりフォーカスして、平日、休日問わず同じ時刻に起きるようにしてください。できれば、朝日を浴びながらの15〜20分程度の散歩がおススメです。

＊朝＊ 腹時計もリセット

カラダのスイッチを入れる方法として有効な朝ごはん。空っぽだったエネルギー補給の朝は、3食の中でいちばん大事な食事です。ネコさんタイプの人は、朝ごはんを食べない、食べたくない人が多く、コーヒーだけで「朝は胃が受けつけない」と思い込んでいる人もいるのでは？　一日のスタートのスイッチ＆エネルギー補給の朝ごはんをとることで、消化器官にある体内時計も動き出します。

＊夜＊ 夕食後にうたた寝しない

夕方から夜にかけて一日の疲れが溜まってきます。残りの仕事だったり、夕食後の片付けだったりのために、ほんの少しだけウトウト。気持ちいいですよね。疲れていることもあり、思いのほかぐっすり寝てしまうこともあります。そうするとその数時間後に深く寝ようとしてしても、実は浅い睡眠になり疲れがとれない！　なんてことになりかねません。

あとちょっと我慢するか、思い切って早く寝るかどちらかにしましょう。

＊休日＊ 休日の「おまけ睡眠」は2時間まで

ネコさんタイプにとって、平日はともかく、休日の日に平日と同じ時間に起きることは、もしかすると徹夜以上の難しさがあるかもしれません。休日はいつも昼すぎに起床。若い方だと夕方という人もいるかもしれません。平日、休日の差が2時間以上あると自分の体内時計を自分で狂わせてしまい、そのリズムのずれは週の後半まで影響するともいわれています。まずは、平日と休日の起床時刻をまったく同じにすることは無理でも、誤差2時間以内までに抑えられるように起きてください。

＊休日＊ 寝だめ貯金はできないと心得よ

どうしても足りない睡眠不足分の補てんをカラダが求めてきます。でも、休日にまとめて補う「寝だめ貯金」はNG。睡眠負債はまとめて返済できません。できるだけこまめに返済（解消）するのがベストです。平日であれば、意識的にいつも寝る時刻よりも15分早めに寝るようにするとか、休日は、午後3時までの間に20分程度のお昼寝をさらにプラスするなどして補う時間を作りましょう。

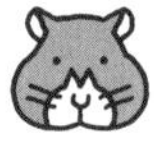

タイプE：ハムスタータイプ　中途覚醒

なぜか夜中に目が覚めてしまう人

ハムスターさんタイプってどんな人？

夜間に目が覚めて何度も起きてしまう、もしくはトイレに何度も起きる。確かに年齢に関係している場合も多く、大きな要因としては睡眠の老化もあります。睡眠自体も歳を重ねるごとに「質」の部分が変化していきます。深く眠る部分が年々減少し、変わりに増えていくのが、この夜間に起きる中途覚醒と眠りにつくまでの時間が長くなる入眠潜時の変化です。

ところでなぜハムスター？

小さくてこまごまと動く姿が愛らしいハムスターですが、意外と睡眠時間は長く、14時間程度といわれています。ですが夜行性の動物で、耳がよく音に敏感です。睡眠サイクルは15分程度。それを一日50～60回繰り返して14時間寝ているそうです。まさに分断睡眠の王？　覚醒と睡眠を繰り返している中途覚醒のプロかもしれません。

ハムスターさんタイプの心の声

「昔はぐっすり通して眠れたのになぜ？」

「一度起きると、また寝つくまでに時間がかかる」

「歳だから仕方ないのかな⁉」

ハムスターさんタイプの症状：

・寝た気がしない
・朝だるい
・昼寝が長い
・カラダが重く感じる
・夜間のトイレの回数が増えた

ハムスターさんタイプの目標：

ぐっすり眠れた満足感

［ハムスターさんタイプのポイント］

中途で起きる原因を探す

【ハムスターさんタイプへのおすすめリッチ睡眠TIPS】

＊午後＊ ハムスタータイプの午後の過ごし方

↓

＊夕方＊ 夕方からのカフェインとの付き合い方

↓

＊夜＊ 寝る前のゆるませ入眠体操（足首、背中、ふくらはぎ）

↓

＊夜間＊ ベッドで「羊」を数え続けない

＊終日＊ 朝夕の青竹ふみ

【解説】

＊午後＊ ハムスタータイプの午後の過ごし方

長い昼寝、昼と夜の食事後のうたた寝、帰宅時の電車、バス等でのうたた寝など、「ほんの少し」のつもりの眠りが、夜の主睡眠の妨げになっている可能性もあります。一日かけて溜まった睡眠物質が放出されたり、思った以上に深く寝てしまったりと、とてももったいない「貧乏睡眠行動」です。そんな時は、立ってカラダを動かしたり、少し歩いたりすればリッチ睡眠への貯金が溜まります。

＊夕方＊ 夕方からのカフェインとの付き合い方

「私、コーヒー飲んでも全然平気で眠れます」と豪語する人もいますが、確かにカフェインに強い人、弱い人がいます。でも、リッチ睡眠のためには、夕方から控えるのがベストです。カフェインの持続力は若い方で3～4時間程度、年を重ねると、それだけ覚醒作用の持続力も増すといわれていますから、夕方くらいからはノンカフェインのコーヒーや麦茶、ルイボスティーなどに切り替えてください。また、食後のチョコレートにもカフェインが含まれていますので、敏感な人はデザートにもご注意を。

＊夜＊　寝る前のゆるませ入眠体操（特に足首、背中、ふくらはぎ）

眠る前には副交感神経を優位にする必要がありますから、息の切れるような運動ではなく、リラックスできる動きを取り入れ、カラダをゆるませましょう。

【スリープストレッチ】

・左足と右手をからませ、ゆっくり回す。反対方向にも各10回。逆手も同様。
・片手を上げ、逆の手の親指が脇の下の中心にくるようにして揉む。逆手も同様。
・おでこに両手の人差し指、中指、薬指をあて、表皮を左右に動かす（パソコン疲れ）。
・仰向けになり、両腕で両膝をかかえて、前後に揺れる。

＊夜間＊ ベッドで「羊」を数え続けない

15分以上眠れない時はいったん寝床から出ましょう。眠れないまま寝返りをうち朝まで過ごすのではなく、寝ている場所から離れます。リビングなどで薄明かりにしたまま、白湯でも少し飲んで、楽しいことを考えます。「長い休みがとれたら○○に挑戦しよう」など、自分にとって自然に笑顔になることを考えてみてください。そのうちに睡眠の小さなリズムがやってきて、あくびが出始めます。その合図を見逃さず、すかさずベッドに戻りましょう。

＊終日＊ 朝夕の青竹ふみ

足裏に多くのツボがあり、それぞれに効果のある部分はありますが、足裏全体、ふくらはぎを刺激することで血行がよくなり、なによりむくみが解消されていきます。体内の循環をよくすることで夜間のトイレを減らしたり、血圧への効果のために朝晩足を刺激してみましょう。

1日の中でいちばんカラダが水分を欲しているのが朝です。そのため、できるだけ午前中を中心に水分を補給してください。

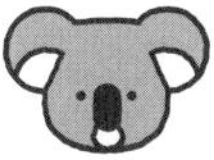

タイプF：コアラタイプ　夜間交代勤務

睡眠時間がバラバラでうまく眠れない人

コアラさんタイプってどんな人？

3交代、2交代、日勤、深夜勤、準夜勤などと交代勤務にも多くのシフトがあり、仕事の内容や、サービスの特性でその時間帯にシフトが組まれています。また、人々の行動様式の変化から近年は夜間に営業する職種も多くなると同時に、働き手も増えています。体温の高い時間帯に眠ることを余儀なくされるため、睡眠に関するさまざまな悩みが多い複合タイプ。

ところでなぜコアラ？

いちばんの活動時間は明け方と夕方の夜行性。薄明薄暮性の動物と呼ばれており、木の上で日がなのんびり暮らすコアラの睡眠時間は14時間半以上と長いのです。木の上にいる時間も長く、たまに木から木に移る時などに地上に降りますが、それ自体も決まった時刻があるわけではないため、不規則さんのタイプに任命しました。

コアラさんタイプの心の声

「いつもだるい」
「寝たい時に眠れなくてつらい」
「夜間勤務中に眠たくてたまらない」

コアラさんタイプの症状：

・寝酒がやめられない
・なかなか寝付けない

・疲れが続く
・風邪が長引く
・生活習慣病の不安がある

コアラさんタイプの目標：
勤務時間外に、しっかりカラダを休める

［コアラさんタイプのポイント］
光のコントロール

【コアラさんタイプへのおすすめリッチ睡眠TIPS】
＊日中＊ 攻めの休憩
⬇
＊夜間＊ 勤務中の午前2～5時の休憩のとり方

⬅ **＊その他＊** 勤務後の過ごし方

⬅ **＊その他＊** ぐっすり眠るための環境を整える

⬅ **＊その他＊** お酒を睡眠薬代わりにしない

【解説】

＊日中＊ 攻めの休憩

勤務体制にもよりますが、夜間、日中の仕事を繰り返して行う人は、できるだけ時間を決めて、休憩を取るのがベスト。「あとちょっと、切りがいいところで休む」とか「眠いけど、まだがんばれる」ではなく、そうなる手前で休憩や仮眠を取り入れてください。昼間の仮眠は昼食後の12～15時の間に20分程度がベストですが、休む前にコーヒーなどのカフェインを摂ることで目覚めがよくなります。

＊夜間＊ 勤務中の午前2～5時の休憩のとり方

人的なミスや交通事故などは夜間の2～5時くらいがいちばん多いといわれています。そのため眠気が強くなる前に休息し、あまり長く寝すぎないようにします。深く寝てしまうと「睡眠慣性」と呼ばれる一種の寝ぼけのような状態になります。そのままで運転などをすると危険なこともあります。夜間に仮眠をとったときは、そのまま業務に戻る前にプラス20分程度、カラダをストレッチしたり、少し歩いたりしてから業務に戻ることをおススメします。

＊その他＊ 勤務後の過ごし方

交代勤務者に多い疾患として、1位に胃腸病、2位に高血圧性疾患、3位に睡眠障害が挙げられます（厚生労働省２００２年調べ）。昼夜逆転での入眠は体内リズム、体温の問題がある上に環境などの影響で入眠しづらく、さらに睡眠時間が途切れたり、シフトの関係から短くなることもあり、できるだけ睡眠の質を低下させないために気を配る必要があります。さらに乳ガン、前立腺ガンの人が増えるという報告もありますので、たかが睡眠と思わず、寝られる環境作りを工夫してみてください。

＊その他＊　ぐっすり眠るための環境を整える

コアラさんタイプは夜勤明けの場合、日中に眠る必要があるため、寝室の整え方が睡眠の良し悪しを決めることになります。寝室のカーテンは遮光カーテンにし、光を十分に遮断して、睡眠をとる必要があります。できない場合はアイマスクを準備するなど、光の影響を受けないようにします。それと同時に「音」にも配慮が必要です。周囲は活動時間のため騒音や生活音もありますので、ノイズをカットできる耳栓なども有効です。

＊その他＊　お酒を睡眠薬代わりにしない

寝やすくしようと思って「眠るために飲む」人もいますが、これが逆効果になる場合があります。確かに酔いがまわり寝つきやすくなりますが、数時間すると目が覚めて、結局、必要な睡眠時間が得られないということもあります。さらに1時間前からは、喫煙もやめておきましょう。習慣化している人もいますが、覚醒する要素がありますのでご注意ください。

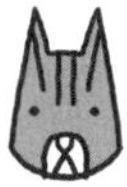

タイプG：リスタイプ　早朝覚醒
もう少し寝ていたいのに朝早く目が覚める人

リスさんタイプってどんな人？

自分では起きるつもりがないのに早朝に目が覚めてしまい、二度寝ができないという人、昼間も眠く、カラダもしんどいため、できるだけ睡眠時間を伸ばしたいと思っている人、歳だから早く起きてしまうと思っている人など、以前の自分と比べて目覚まし時計が鳴るまで眠ることができずにお困りの人は多く、眠りの変化を少し確認する必要があります。

ところでなぜリス？

リスは昼間の動物ですが、薄明薄暮性という薄明（明け方）と薄暮（夕暮れ）の時間に最も活動的になる動物といわれています。そのため、朝早くの森や公園などで出合うこともあり、朝から活動的に動き回る、典型的な早起きタイプです。

リスさんタイプの心の声

「もう少し長く寝ていたい」

「なんで目が覚めるんだ」

「歳だから、朝早く目が覚めるのは仕方がないのかな?」

リスさんタイプの症状：

・昼間とても眠くなる

・夜早く寝たくなる

・昼寝が長い

・暇だから早く寝る

リスさんタイプの目標：

目覚ましが鳴るまで眠る

［リスさんタイプのポイント］

生活リズムを整える

【リスさんタイプへのおすすめリッチ睡眠TIPS】

＊夜＊ 眠たくなってから寝る

⬅

＊その他＊ 本当に眠れているかを知る

⬅

＊その他＊ 季節に合わせた朝日の調整

⬅

＊その他＊ 自分の本当の睡眠時間を知る

⬅

＊その他＊ 睡眠日誌をつける

【解説】

＊夜＊ 眠たくなってから寝る

「8時なのでもう寝よう」と、時間になったのでさっさと横になってしまう人や、「(食事も終わって）暇だから寝よう」と床に就く人です。見直すポイントは起きる時間です。就寝時間にとらわれるより、何時に起きるかに焦点を当てます。そこから推奨時間の睡眠時間を逆算して、眠る時間を割り出します。寝るのはできるだけ「眠たくなって」から寝るようにします。眠くもないのに床に長くいることで、睡眠の質が悪くなります。

＊その他＊ 本当に眠れているかを知る

朝起きて喉が痛い、顎が痛い、夜間にかゆみがある、昼間耐え難い眠気がある、さらに家族などから夜間寝ている時に、大きなイビキをかいて、時々息が止まっていると指摘されたことがあるなど、いくつか思い当たる点がある人は、一度、睡眠障害専門外来を訪ねてみるのもひとつです。気付かない部分に眠れていない原因が隠れている場合があります。

＊その他＊　季節に合わせた朝日の調整

寝室の窓の位置とカーテンについて見直してみてください。夏至の付近は日の出が早く、4時半ころには日が昇ります。あまり早くから明るい日差しが入るとそれだけで目覚めやすくなります。自分が起きる時間に合わせて、光の差し込み具合を調整するために厚手のカーテンや薄手のレースなどの組み合わせをシーズンごとに切り替えてもいいでしょう。

＊その他＊　自分の本当の睡眠時間を知る

7時間睡眠の人が夜9時に寝たとしたら、起きる時間は「朝4時」です。睡眠時間は適正です。ただ、4時に起きてしまうことで、もう少し寝ていたいと思い、病院に行って「(早く起きてしまって) 眠れない」と訴えてお薬をもらう場合があります。その人にとって十分な時間を睡眠に当てているのであれば、睡眠をとる時間帯をずらすことです (「睡眠効率」については149ページも参照してください)。

＊その他＊ 睡眠日誌をつける

毎日、何時に起きて何時に寝ているのか。さらに朝起きた時にどんな気分か。夜間にトイレに起きたり、再入眠できないことが何度あったかなどを、一枚のシートに1週間分を書き込みます（ダウンロード可：巻末を参照）。

ここで気が付くのは自分の行動が意外に見えていなかったこと。客観的に書き出すことで、自分の行動のパターンが見えてきます。さらに直すべき点も自分で気付くことができます。

安眠夜話③

眠らせグッズVS眠れる自己開発 目指せ！　睡眠フェチ

快眠コンシェルジュという肩書のせいか、メディアの方や睡眠に興味や悩みのある方に「どんなモノを使ったらよく眠れますか」「ヨシダさんはどんなモノを使っていますか」などと聞かれます。眠るときの姿や何を使っているのかは、普段の生活では見えませんし、ごくごくプライベートな部分なので、たとえ友だちでも、遊びに行った家でなかなか「寝室見ていい？」とは言いにくいですよね。

昔は枕やマットレスが高機能化していくことが多かったのですが、最近はそれ以外にも快眠できるグッズや関連商品はとても増えています。ざっと書き出すと左記のような感じでしょうか？

あなたは何か使っているものがありますか？

◆睡眠環境

寝室改造

お昼寝環境（カフェ、仮眠室）

眠りに特化した宿

◆寝具

枕：オーダー、抱き枕、専用枕（お昼寝、うつぶせ寝、包みこむタイプ）

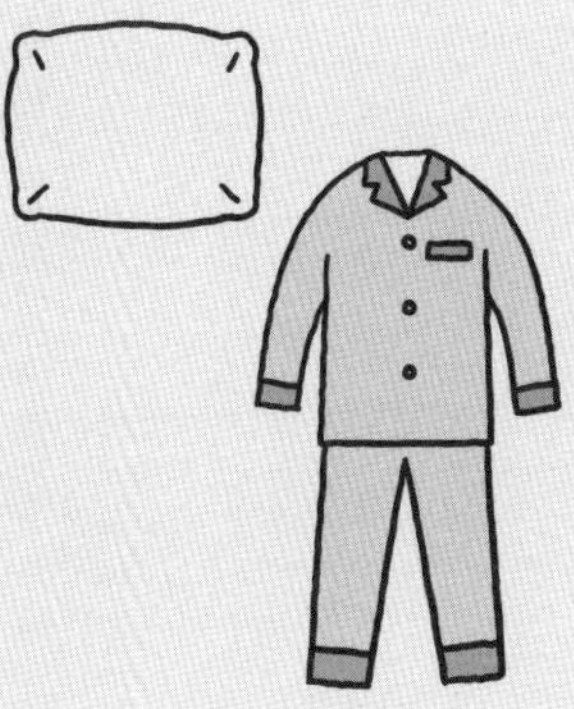

ベッド：普段使いから介護まで使用可能（寝返り、寝心地、新機能、計測）
寝具：遠赤外線、冷感タイプ

◆寝装
パジャマ（リカバリーウェア、特殊生地、縫い目なし）

◆食品
眠れる○○（お茶、サプリ、飲料）
ノンカフェイン（お茶、デカフェ、チョコレート）

◆ガジェット
睡眠計測機（腕時計タイプ、ベッド設置型、枕設置型、指装着型、スマホのアプリ）
光目覚まし（耳型、据え置き型、自動カーテン開閉）
その他：呼吸促進（スリープロボット）／耳栓／アロマ・香り／音楽／マウスピース／ブルーライトカット眼鏡／イビキ防止／ストレスチェック／ハイテクアイマスク／入浴剤――など

こう書いている間にも、また新しい睡眠アイテムが誕生しているのに違いないのですが、共通の願いは「心地よく、ぐっすり眠りたい」、これにつきるはずです。よく眠れているかどうかを計測して、よく眠れるように環境を整えて、すっきり気持よく起きたいために光を利用した目覚ましを使う。さらには睡眠時間を心地よく過ごせるように配慮した商品など、「睡眠へのあくなき探求」です。ここまでは購入したもので、何かを利用して効果を期待するものでしたが、以下は自分でできる快眠方法です。

誰もがどこでもできて、さらに場所も選ばず、お金がかからない。本書の「リッチ睡眠TIPS 101」のゆるませ部門の2つ、「ボディストレッチ」と「ブレインストレッチ」です。眠りやすいカラダや脳にするために必要なことは「ゆるめる」こと、そして興奮状態からの解放です。眠る1分前まであれこれ仕事をしたり、用事を片付けていては、脳もカラダもリラックスできません。ある程度の眠る準備をしてください。

それが、マインドフルネス、入眠体操、指圧、マッサージ、ヨガ、ストレッチ、座禅だったりします。イメージはパソコンのシャットダウン。いくつものソフトを立上げて起動させていたときとは異なり、スイッチをオフにして、自分と向き合う時間を数分でいいのでつくることで、睡眠の質がずいぶんと変わってきます。

まず簡単な方法として、眠る前の瞑想があります。ただただ、自分の呼吸だけに意識を向け、そのほかのことはいっさい考えないようにします。考えてしまってもそれはそれとして、また意識を呼吸に戻す、この繰り返しを数分間行います。最初は3分でもOKです。朝起きたときに行うのも◎。私たちは集中して何かをするときよりも、いくつものことを同時にするほうが効率的だと思いこみ、複数の物事を同時に処理しようとします。実はこれが脳を疲れさせ、効率を奪う結果になっています。とにかく、自分でできる「眠りのテクニック」はたくさんありますから、まずはそのあたりから始めてみてはいかがでしょうか。

第3章
睡眠が不足すると何が起きる？

睡眠不足で起きること

✦ピンク・レディーは自分たちの全盛期を覚えていない

アメリカの心理学者アブラハム・マズローが唱えた「5段階欲求」。人間の欲求がどのように構成されているかをピラミッド型で示した図です（図6）。5段階は、生理的欲求⬇安全欲求⬇社会的欲求＋愛情欲求⬇承認欲求⬇自己実現欲求と進むと記されており、5段階の中でいちばん先にくる欲求は「生理的欲求」です。人間が生きていくために最低限必要なのがこの段階です。主に食事、排泄、それに「睡

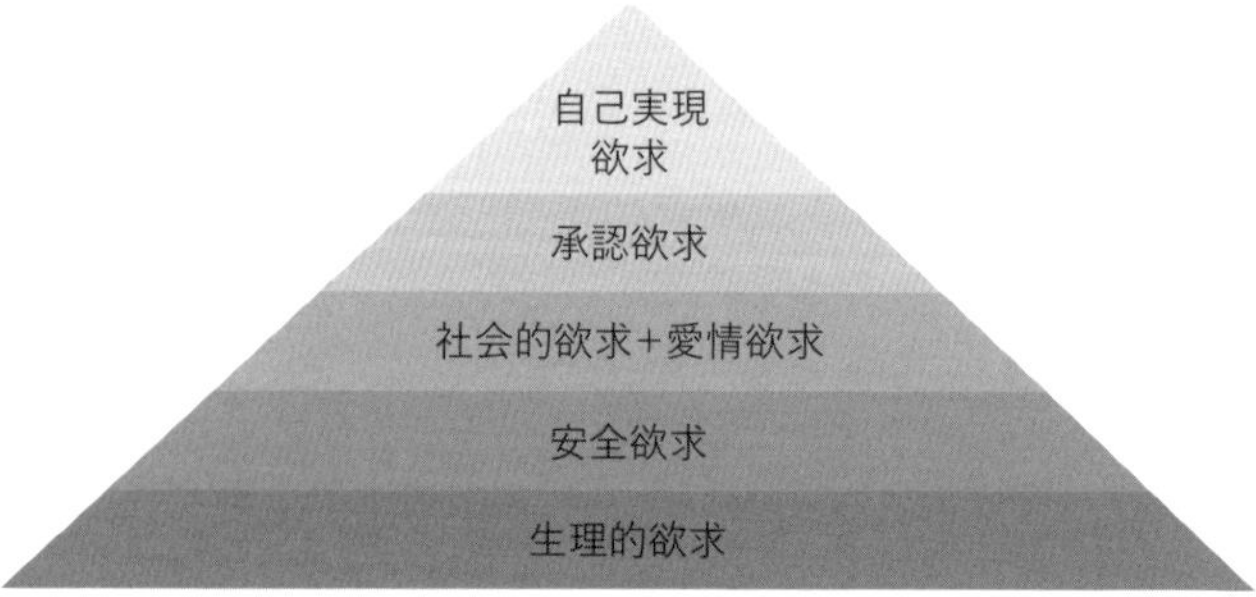

図6　心理学者マズローが唱えた「5段階欲求」

眠」です。

では、人は寝ないとどうなるでしょう？

１９６４年にアメリカのランディ・ガードナーという高校生が「どのくらい寝ないでいられるか」という連続断眠実験を行いました。結果は「約11日間（２６４時間）」。このような実験は生命の危険を伴い、人権上の立場からもその後は実施されていないため、この実験が最後の人類の最長連続断眠時間とされています。

では、どんな症状がでてくるのでしょうか？　1～2日は誰しも寝ないで徹夜した経験はあると思います。その時どんな気分でしたでしょう？　ふらふらして、何だか気分が悪く、集中力が極めて悪くなりませんでしたか？　この実験によると、そのような状態のあとは、だんだん焦点を合わせて物を見ることができなくなり、やがて幻覚が見え始めるようです。１週間後には、ろれつがまわらなくなり、物事を最後まで話せなくなります。指や眼球に震えが生じ、発音もはっきりとしなくなり、記憶の低下が著しくなるようです。そのうち瞼を開けておくことが困難になり、実験は終了しました。幸いにもガードナーさんは、そのあと実験の後遺症はなかったそうですが、ある時代は断眠させること自体が拷問であったこともあり、それほど過酷な仕打ちであることは明白です。

断眠記録ほどではなくても、睡眠不足の日は頭がボーッとしたりして、いつもより何をするにも時間がかかったりしたことを、あなたも何度か経験しているはずです。40〜50代の方には懐かしいアイドルであるピンク・レディーのお二人は、最盛期のころは毎日2〜3時間くらいしか寝ていなかったそうです。ある時彼女たちは、その当時のことを振り返っても「あまり覚えていない」と語っていました。次々と曲と振付を覚え、たくさんの歌番組にひっぱりだこだったわけですから、寝る間を惜しんでの生活だったことは容易に想像できます。でも、どんなに忙しくても記憶がない。それは不思議です。あれだけ注目を浴びてキラキラした中にいるのに、ご本人たちが覚えていないなんて。

ですが、断眠記録を持つランディ・ガードナーさんの話でも触れましたとおり、あまりに寝ていないと「記憶の低下」が起きることが分かっています。さらに睡眠不足は、本人たちよりも、周りの人のほうが気付きやすく、「このごろ、なんか調子が悪そうだけど大丈夫なの？」とか「なんだかミスが続いているけど寝てないの？」と、もし誰かにいわれたら、その言葉には耳を傾けてください。睡眠不足の本人は、たいていの場合、「大丈夫」

「問題ない」と答えます。

睡眠不足は作業の効率を落とし、勉強や仕事の効率を悪くさせます。適正な睡眠時間をとっている子どもと、そうではなく遅寝であまり時間をキープできていないアメリカの高校生の試験結果の相関を調べたときに、はっきりと早寝で適正時間をとっている生徒の方が成績がよいことが分かりました。

寝ないでがんばる！　睡眠時間を削ってがんばる！　時にそれが必要なこともありますが、睡眠負債の返済がカラダに与える悪影響、パフォーマンス、やる気などが低下することが分かっても、まだ寝ない選択をしますか？

✦すべての病は睡眠不足から始まる

私が自分史上最短の睡眠時間を記録しているころの働き方は、「24時間戦えますか？」

（80年代に放送された栄養ドリンクのテレビCM）を地でいくような日々でした。とにかく毎日頭に浮かぶことは、「あー、ゆっくり眠りたい」でした。ベッドに入り、寝落ちするまでの時間は、これで眠れると思うと幸せな気分でしたが、その時間をかみしめる間もなくコトンと寝てしまいます。それこそバタンキューで、毎日の睡眠不足による気絶のような就寝の日々でした。

当時に限らず睡眠不足が続くと、自分では何ともないと思いつつ（意識的にそう思うようにしていたのかもしれません）、今考えるとたくさんの症状が出ていました。突然起きる動悸。寝ようとするときや、明け方ドキドキして目が覚め、呼吸は浅く、いつも背中に大きな重い鉄板が張りついているような気分でした。時にめまいを起こして起き上がれないこともありました。そんな状態が続けば、当たり前ですが気分も滅入ります。

誰でも、忙しくなればなるほど睡眠時間を削りがちですが、慢性的に睡眠が不足するといったい何が起きるのでしょうか？　一般的には左記の部分への影響があると考えられています。

・脳（記憶、学習、感情制御、認知症、意欲低下、集中力、創造性など）

・循環器（高血圧など）
・免疫力
・代謝（肥満など）
・消化器
・心理的

見たとおり、カラダ全部です。

「風邪は万病の元」などといいますが、もっと恐ろしく「**すべての病は睡眠不足から始まる**」といってもいいくらいです。

意欲が下がる、ミスが増える、集中力と判断力が低下し、思考する能力が落ちる。このような脳機能の低下は、どんな人でも感じたことがあると思います。夕べ徹夜しちゃったから、今日は細かい作業がうまくいかないとか、ボーッとして覚えが悪いなどがあります。

また、前述のように、認知症と睡眠には関係があることも分かってきています。

今年の春は世界中に蔓延した新型のコロナウイルス対策として、まず推奨されたのは、うがい、手洗い、そして睡眠でした。これらは感染リスクのある風邪やインフルエンザと同様に、罹患しないようにするための自己防衛、免疫力の向上のためです。免疫力のバランスが崩れるとアレルギー疾患の発症が増えます。

さらに生活習慣病である高血圧、高脂血症、糖尿病なども睡眠をきちんととることで、未然に防げたり、数値が改善し、逆に不足すれば乳ガン、大腸ガン、前立腺ガンなどの重篤な病の発症率も上がるといわれています。

また、カラダだけでなく、睡眠が不足するとココロの病と結びつくことが多く、結果として自殺率も高くなるそうです。

日本は世界の中でもトップの長寿国です。これだけを見たら、寝なくても長生きできるし、なんの問題もないように思えるでしょう。現に睡眠研修を行った企業の参加者の方から同様の質問を受けたことがあります。日本は平均寿命と健康寿命に約10年分（女性は13年分）の乖離があります。その差分は、人生の最晩年をベッドだけで過ごすことを意味しているのです。

その10年は幸せでしょうか？　ベッドに寝たきりになりたくて生きている人などいません。

これだけの症状がすべてではありませんが、睡眠はすべてのベースであり、生きていく上での基礎です。その基礎が揺らぐことで、他の活動に影響が出てきます。基礎の修復（＝睡眠）を行なわないままでは、どんな薬を飲んでも、どんなよい食事、どんな化粧品を使っても意味がありません。自分に適した時間で心地よく眠る「リッチ睡眠」をどうか早く手に入れて、これからも活力ある笑顔の日々をお送りください。

✦いつでもどこでも眠れる人がうらやましいの？

２０１４年の経済協力開発機構（ＯＥＣＤ）加盟国の睡眠時間比較では、日本は7時間36分で最下位から2番目でした（その時は韓国が最下位）が、２０１８年の同データで日本は7時間22分で、とうとう最下位となりました（図7）。睡眠負債が流行語大賞にノミネートされ、政府の働き方改革と、いろいろな情報や制度が進んでいても睡眠時間を削る方向に歯止めが一向にかかっていません。それはとても残念なことですし、この本を書くひとつの原動力にもなりました。

今や5人に1人、4人に1人といわれる睡眠障害ですが、睡眠障害にもいろいろな種類があります。眠れない＝不眠症と思われますが、この不眠障害には短期の不眠障害と慢性の不眠障害があります。

慢性の睡眠障害なのか否かの分かれ目は、「週3回が3カ月以上続いている」かどうかです（133ページ参照）。睡眠障害になる要素は精神的、身体的、薬剤、生理的、心理的などたくさんの要因がありますが、問題なのは、短期の睡眠障害を長引かせて、慢性化させないことです。慢性化させることで治りにくくなったり、薬が効かない状態になることもあるそうです。重症化させない、慢性化させないためにもできるだけ早く、気

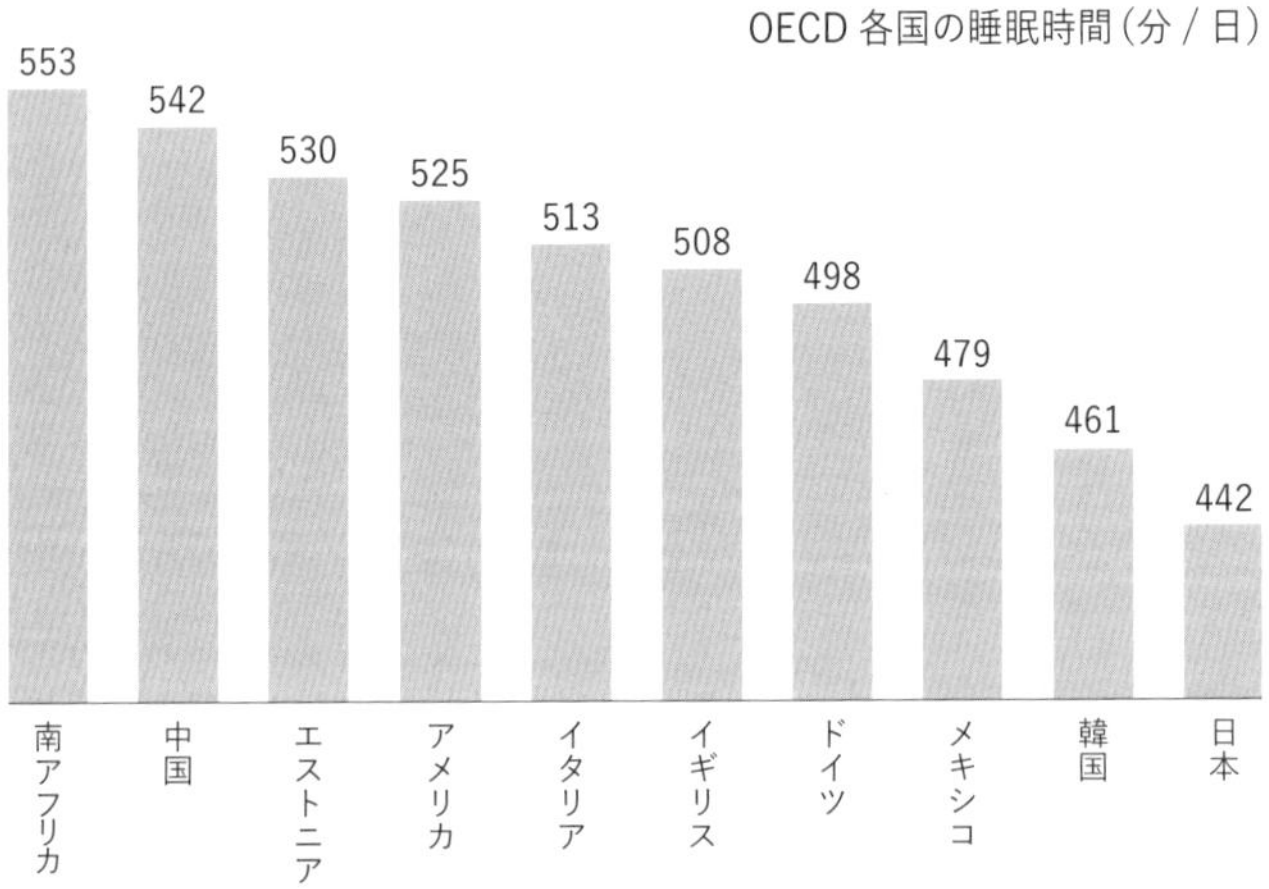

図7　経済協力開発機構（OECD）加盟国の睡眠時間比較において日本は最下位（2018年調査）※一部を抜粋

が付いた時に、元のリズムに戻すことを覚えていていただければと思います。

ただ、元に戻すといっても自然に戻るの？　それとも改善するために「お薬＝睡眠薬、睡眠導入剤」を飲むしかないのでは？　と思われている方も多いようですが、そんなことはありません。「睡眠衛生指導」と呼ばれる、生活の中で行われる改善指導がとても大事になってきます。一つひとつはささいなことですがキープすることで改善され、カラダにもよい反応が出ることを実感していただけます。

さらにアメリカなどでは「CBT-i」（Cognitive Behavioral Therapy for Insomnia）と呼ばれる不眠に対する認知行動療法が行われています。薬を用いない方法であるために海外ではオンラインなどでも実施されていますが、日本では病院等で行っているところはとても少ないようです。昨年から私の個人カウンセリングでもCBT-iを用いて睡眠改善の指導を合わせしています。その方の生活のリズムを把握し、どういった方法なら取り入れていただけるのかを、時間をかけてカウンセリングを繰り返しながら、リッチ睡眠TIPS 101と睡眠衛生指導を合わせ、カラダをゆるめるご指導をすることで、約半年間かけて治していくものです。お薬はその時は即効性がありますが、ご自分のオリジナルの方法は一生不眠にならないような技術が身に付きますので、長い目でみればメリットの多いプログラムだといえます。

＊慢性不眠障害は、以下の基準で診断します。

A　患者（小児の場合は）保護者あるいは介助者から次のうち1つ以上の訴えがある。

A―1）入眠困難
A―2）睡眠維持困難
A―3）早朝覚醒
A―4）適切なスケジュールでベッドに入ることに抵抗する
A―5）保護者あるいは介護者の介入なしでは寝付くことができない

B　夜間の睡眠が困難なために、患者、（小児の場合は）保護者あるいは介護者から次のうち1つ以上の訴えがある。

B―1）疲労感または倦怠感がある
B―2）注意力や集中力、記憶に障害がある
B―3）社会的、家庭的、職場的、学業的なパフォーマンスに障害がある
B―4）気分障害、または興奮性がコントロールできない
B―5）日中の強い眠気
B―6）行動に問題がある（例えば多動、衝動的、攻撃性）
B―7）意欲またはエネルギーや指導力が低下
B―8）エラーや事故を起こしやすい
B―9）睡眠に関する懸念または不満

C　睡眠や覚醒に関する愁訴は、睡眠についての不十分な機会（例えば、睡眠に割く十分な時間がない）、または不適切な環境（例えば、安全で暗く、静かで快適な環境で眠っていない）により説明できるものではない。

D　睡眠妨害や日中の症状は、少なくとも週3回はある。

E　睡眠妨害や日中の症状は、少なくとも3カ月は続いている。

F　睡眠と覚醒の困難性は、他の睡眠障害により説明できない。

A―Fがすべてみられる場合に、慢性睡眠障害と診断される。（ICSD-3より引用）

✦眠りの問題は、実は奥深い

眠れないことだけが睡眠障害ではありません。睡眠障害と呼ばれるものには、眠りにつきにくい入眠障害や早く起きてしまう早朝覚醒、夜間に頻繁に起きてしまう中途覚醒などがあります。さらに睡眠中に呼吸が止まる睡眠時無呼吸症候群や、寝すぎてしまうナルコレプシー。自分自身のリズムが乱れて朝に起きられなくなる症状の概日リズム障害、さらには寝ているときに何らかの影響で動いたり、歩きまわったりするなど、一概に睡眠の問題は、早く寝て解決できるだけのものではありません。

その中でも睡眠中に上気道の閉塞により呼吸が停止し、動脈血酸素飽和度の低下が反復して起こり、頻繁に睡眠が妨害される症候群の「閉塞性睡眠時無呼吸症候群」は３００〜５００万人が悩んでいるともいわれています。夜間のイビキをパートナーの方に指摘されて気が付く場合もありますが、何より自分でも昼間の耐え難い眠気で異変に気付き、検査を受けられる方も多くいます。

この耐え難い眠気により、一瞬気を失ったかのようなマイクロスリープと呼ばれる眠りに入って、大きな交通事故を起こしたり、計算ミスを誘発するなど社会的な問題にも発展することもあります。さらにこの病気は、脳卒中で３・51倍、高血圧で２・14倍、心不全で４・30倍、うつで４・99倍、不整脈で３・26倍、２型糖尿病で２・29倍（Mokhlesi B.et al.Eur Respir J.2016,47(4):1162-1169）などのように合併症の発症率が高まり、疾病を引き起こします。少ない酸素を全身供給するため心臓や血管に負荷が長くかかり、生活習慣病や重篤な疾患を引き起こす原因にもなっています。

睡眠自体を悪くしてしまう要因は、このように疾患が原因のものと、環境やリズムの変化によって引き起こされるものとさまざまです。自分がなぜ眠れないのか？　そう悩んだ時に、まずはその状態がどのくらい続いているのか、さらに昼間の活動時間に耐え難い眠気がないかどうか、そのあたりを見極める必要があります。

眠らない時代は終わった

✦寝てない自慢は「やりがい搾取」の結果

30年前は「24時間戦えますか?」が合言葉のような働き方を進めてきた社会も、今や「働き方改革」「健康経営」と、働き手の立場をしっかり守る整備がされてきています。それもこれも働き手の人材不足が根底にあるのかもしれません。人手が足りず、無理に働くブラック企業の話題はつきません。そこで、個人だけでなく、グループ=会社でも自己犠性的な働き方ではなく、自分の目指す豊かさを実現できるような働き方を応援するような方向にシフトしてきたのだと考えられます。

こんな話があります。物を作れば売れる産業革命のころ、雇い主たちは1時間でも長く工場を稼働させ、労働者を働かせることで生産性を上げようとしました。ですが、人の働きには限界があります。そこで、「働く人ほど男らしい」というイメージを持たせて、できるだけ長時間労働をさせたというのです。また、別の話では、欧米系民族は狩猟文化がベースとなり、集中力が保てないとうまく狩りができないことから、普段から休息に重きを置き、農耕民族である日本やアジア圏の人は、田畑の手入れに時間をかければ、それだけ雑草を取る時間も増え、多くの穀物が収穫できることから、長く働くことが習慣化したと位置付ける説もあります。

さらに日本人の場合は、真面目な気質も睡眠不足に拍車をかけていると感じています。私は、さまざまな企業で睡眠研修を開いていますが、日本人にとっては「十分に眠る＝怠けもの」の意識がとても強く、寝ていることは恥ずかしいことで、勤勉な民族だからこそ、眠らないことが美徳のように感じているような気がします。

そんなサラリーマンを皮肉った動画がありました。中小企業基盤整備機構が制作した『社畜ミュージアム』です。

内容は、ある美術館に展示されたサラリーマンの悲哀の像。「戦慄のミッドナイトコール」と名付けられた像は、夜中まで鳴りやまないクライアントからの電話に疲弊している若手社員が、電話を片手に持ち天を仰ぐ姿。また、ドラクロアの「民衆を導く自由の女神」の絵画をパロディ化した「寝てない自慢大会」は、女神が旗の変わりに指1本（1時間の意味）を指し、そこに続く人たちが指2本や3本を示し、自分は睡眠時間が2時間だ、3時間だ！　と、自慢しあう光景の絵になっています（図8）。どれも「あるある」ですが、制作された意図は最後の

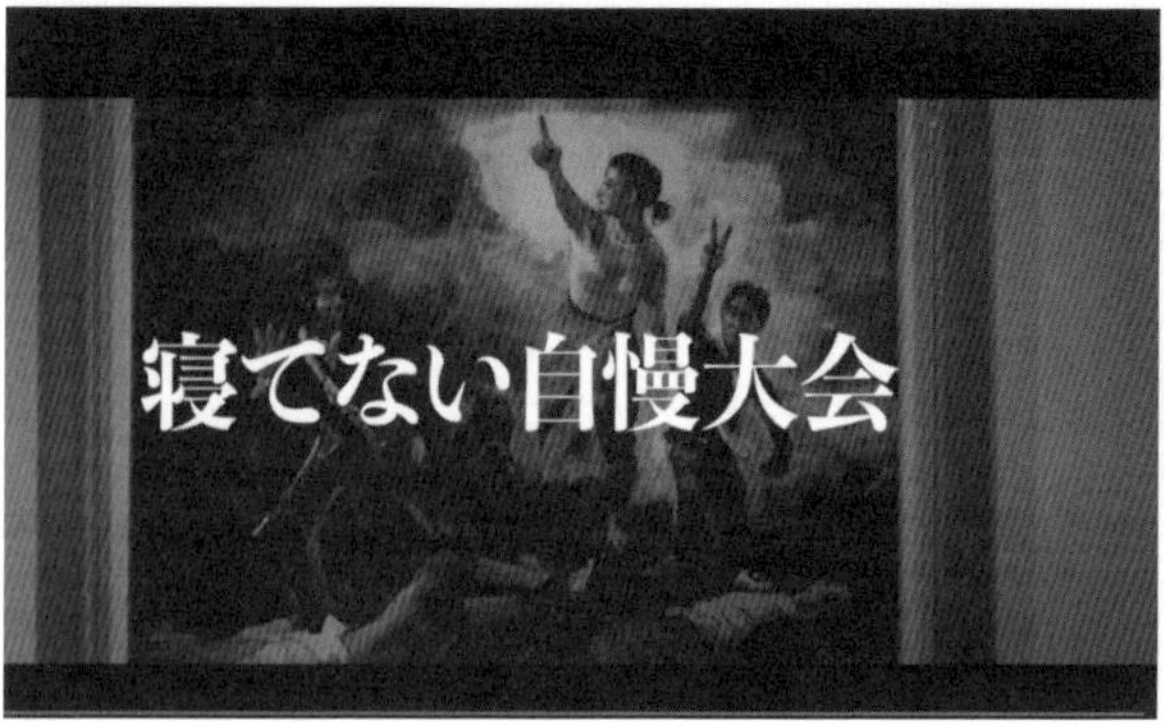

図8　「民衆を導く自由の女神」の絵画をパロディ化した「寝てない自慢大会」
https://www.youtube.com/watch?v=0Ci5bIEj51E
独立行政法人 中小企業基盤整備機構（https://www.smrj.go.jp/）

「働く人の笑顔」に込められています。どこか胸がチクッとするような、自分にも思い当たるような動画は、誰かの姿を思い起こさせてくれるようです。

不真面目を推奨するつもりはありません。ただ、「眠らないことはよいこと」とした時代は終わったと申し上げたかったのです。

安眠夜話④

朝歩くVS笑いながら寝る　あなたを守る、あなたのチカラ

「朝歩くこと」と「夜、笑いながら寝る」、この二つの共通点は何だと思いますか？

実は「多くのメリットがある行動」という点です。歩くことや笑いながら寝ることのどこにメリットがあるの？　と思われるくらい、普通の生活の中で当たり前のようにしてい

ることです（「寝る＋笑い」はないかも）。でも、ほんの少しその「歩く」や「笑う」を意識するだけで、自分のカラダの中にいい効果が芽生えるのです。

もちろん私がご紹介することなので、睡眠の質がよくなってリッチ睡眠に近づけるのは確かです。さらに、特に女性に紹介したいことがいくつもあり、知っておいて損はないと思います。

まず、「朝歩く」です。朝散歩とも言い換えられますが、普通の散歩ではなく、ポイントは「朝」です。しかも9時前！　本編でもお伝えしたとおり、光と睡眠には密接な関係があり、私たちは光で活動時間をコントロールしています。そのため、朝、日差しを浴びることで今日の始まりをカラダに知らせる効果があります。「おはようの光」です。その光を浴びて15～16時間後に眠くなる。それをルーティーン化していくことで、生活リズムを整えていきます。ピーカンに晴れてなくても大丈夫！　曇り程度も十分な照度ですから、散歩に行けない日でもベランダに出て、ストレッチしながら日差しを感じてください。

次は、最近の話題「ビタミンD」。ビタミンDは免疫力増強、ストレス軽減効果があるのではないかといわれ、コロナ感染予防研究が各国で盛んに行われています。昔からビタミンＤの量が少ないと、くる病になりやすいといわれていましたが、今でもビタミンＤの量が足りている人は、実はそう多くはありません。

このビタミンＤが「骨」を強化し、更年期後の骨粗しょう症の予防や、妊婦さんの骨軟化症に役立ちます。ビタミンＤは食物からも摂れますが、日の光にあたることでも生成されます。しかし日差しを浴びていても、足りている人は少ない。その理由は紫外線を避けて「日焼け止め」を使用することで、生成されなくなっているからです。長時間浴びれば確かに紫外線は害になることもありますが、短時間で手の甲や足裏に日光をあて、散歩中であれば、腕まくりするとか、途中までＵＶケアの上着を着て少しの間は脱いで日光にあたるなどの工夫をしてみてもいいでしょう。

食事で摂る場合は、サケ、しらす、サバ、イワシ、ブリ、サンマなどの魚類や、キノコ類のキクラゲ、干ししいたけなどに含まれています。その他に乳ガン予防にも効果的との発表もあり、とにかく女性のライフステージではポイントになる栄養素ですから、普段から気にしてほしいビタミンです。

このほかにも歩くことでの有酸素運動効果や、日光を浴びることで分泌されるセロトニンがココロを整え、不安な気持ちを軽減してくれる効果などがあります。長い時間はいりません。週に何回かでも、外の空気を吸って、お日様にあたる。これだけのことです。

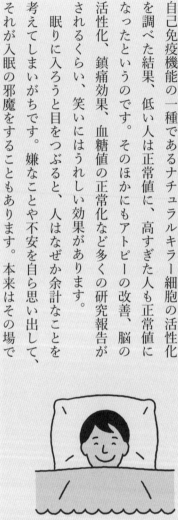

そのセロトニンが関連する「笑って寝」も、眠る間際に行うことで、大きなメリットがあります。カラダや脳にとっては「笑い」はとても効果的です。例えば、1991年に大阪のなんばグランド花月で行われた「笑い」についての医学的実験があります。ガンや心臓病の患者さんに、舞台を見てもらった前後に採血を行い、自己免疫機能の一種であるナチュラルキラー細胞の活性化を調べた結果、低い人は正常値に、高すぎた人も正常値になったというのです。そのほかにもアトピーの改善、脳の活性化、鎮痛効果、血糖値の正常化など多くの研究報告がされるくらい、笑いにはうれしい効果があります。

眠りに入ろうと目をつぶると、人はなぜか余計なことを考えてしまいがちです。嫌なことや不安を自ら思い出して、それが入眠の邪魔をすることもあります。本来はその場で

考えても仕方のないことばかり。でも、ついつい考えてしまう。そんな時に「ウソ笑い」をしてみましょう。口角を思いっきり上げて、ニーッと笑います。本心から笑ってなくてもOKです。この状態になると脳は「あっ、喜んでいるのかな？」と思って、ココロとカラダに対してよい作用をしてくれますし、笑顔のまま不安なことを考えるのが難しくなり、自分自身もなんだか滑稽に思えて、そのまま寝てしまうこともあります。暗闇の中では恥ずかしくないでしょう？　どうぞ不安な夜にお試しください。

自分のカラダは自分が思うより「守るチカラ」があるようです。免疫力を筆頭に、自分のチカラを最大限生かしてみてください。

第4章
リッチな眠りを目指すなら、知っておきたい快眠TIPS 101

✦あなたにとっての満足のいく睡眠とは？

「7時間半」。これは私のベストな睡眠時間（以下、ベスト睡眠）です。

私はこの本を執筆するにあたり、睡眠時間が7時間を切らないようにすると決めていました。睡眠時間を削れば執筆時間は増えます。ですが必ず「効率」は下がります。書く、考える、行動する、すべての効率が落ち、結局、2倍、3倍の時間を浪費することにつながるのを知っているからです。浪費しても思うように進まないイライラが、さらにストレスを生み、悪循環を引き起こす。それなら最初からベストの睡眠時間をキープして、活動時間中はパフォーマンスよく働くほうがいいことは、トップビジネスマンほど知っています。

世界のトップ経営者たちの睡眠時間を記事で読んだことがありますが、その時間は想像よりもかなり長いものでした。アマゾンのCEO、ジェフ・ベゾスさんは7時間睡眠ですが本来は8時間が必要と言い、マイクロソフトのビル・ゲイツさんも7時間でした（「シアトルタイムズ」記事より）。トップにいる人たちは、自分の健康管理に危機管理と同じくらい気を配っています。自身の健康不安で会社の決裁が遅れたり、判断を誤るようなことがあれば、計り知れない損害を生む可能性すらあるわけです。

トップエグゼクティブたちは、寝る時刻と起きる時刻を決め、一定時間をキープしている人が多く、タイムマネジメントがしっかりなされています。前節でも書きましたが、人の1日は24時間で全員が同じなわけですから、その24時間をどのくらい効率的に使うかで、その人の指針が見えてきます。

米ペンシルバニア大学とワシントン大学の研究チームが行った実験によれば、「いつも8時間睡眠をとる人を6時間睡眠に制限すると、2週間で徹夜レベルまでパフォーマンスが落ちる」というデータ（Van Dongen HP.et al. Sleep. 2003 Mar 15;26(2):117-26.）があります。それから考えると、当時の私は毎日徹夜状態だったのです。ただ本当に怖いのは、それでもカラダが動いているので大丈夫だと思ってしまうことです。

6時間睡眠なんてあたりまえじゃない？　という人がほとんどだと思います。少しくらい不調があってもみんな同じでしょう？　と思うかもしれませんが、その**睡眠不足は確実にカラダにダメージを与え続けていきます。**

あなたにとってベストな睡眠時間を知ることは、あなたのベストコンデションを手に入れる方法でもあるのです。

ベスト睡眠の目安とされるのは米ナショナル・スリープ・ファンデーションの睡眠の推奨時間です（図9）。年齢ごとに区分されていますが、24～65歳の成人の場合、7～9時間の睡眠時間が推奨されています。「最大10時間までは寝ていいですよ」といっています。毎日10時間寝る人はそういませんが、睡眠は長ければ長いほうがいいというものでもないのが難しいところです。そして日本人が世界で最も短いといわれている睡眠時間ですが、〈最低でも6時間〉のキープを推奨しています。

2017年にNHKが放送した「睡眠負債が危ない」という番組内で24万人以上のアンケート調査を集計したときに〈5時間58分〉という睡眠の平均値が出されました。6

年齢	必要な睡眠時間（時間）		
新生児（0～3カ月）	（11－13）	14～17	（18－19）
乳児（4～11カ月）	（10－11）	12～15	（16－18）
幼児（1～2歳）	（9－10）	11～14	（15－16）
学童前期（3～5歳）	（8－9）	10～13	（14）
学童期（6～13歳）	（7－8）	9～11	（12）
ティーンエイジャー（14～17歳）	（7）	8～10	（11）
大人（18～25歳）	（6）	7～9	（10－11）
大人（26～64歳）	（6）	7～9	（10）
高齢者（65歳～）	（5－6）	7～9	（9）

図9　米ナショナル・スリープ・ファンデーションの睡眠の推奨時間

時間以下になると免疫力の低下などから疾患にかかる率が増え、生活習慣病から重篤なものへと変化してしまう可能性もあるのです。私が企業の睡眠研修などを行う際に、受講される方たちの睡眠時間を聞いても、働き盛りの人は5時間、6時間の人がとても多いのを実感しています。

後述する睡眠日誌をつけていると、この状態がよく分かります。これは、ベッドに入った時刻、寝た時刻（寝たと思われる時刻）、起きた時刻、ベッドから出た時刻、夜間に目が覚めた時刻を朝起きてからシートに記入します。それを最低でも1週間続けると自分の睡眠の状態が客観的に分かるというもので、あなたがどのくらいの効率で寝ているのかが分かります。これを睡眠効率といいます。

※睡眠効率＝1週間の平均睡眠時間÷1週間の平均臥床時間×100

この場合、実は100点を目指してほしくありません。100に近ければ近いほど、バタンキュー度合いが高くなり、朝も目覚まし時計と共に飛び起きるパターンだからです。

まったく余白がない状態。効率はいいかもしれませんが、カラダ的には「もっと睡眠が欲しい！　もっと睡眠をよこせ！」とストライキ寸前なのかもしれません。

睡眠効率は85％くらいがいいといわれます。ゆるやかに眠り、ゆるやかに目覚める。「そんな余裕ない！」と言いたくなるのは分かりますが、自分のカラダを酷使しすぎないように、人生１００年時代を一緒に生き抜くためのカラダは大切な相棒です。睡眠時間の見直しはあなたの人生の見直しにもつながります。

✦自分の睡眠を俯瞰してみる

まずは自分の睡眠がどんな状態なのか？　それを知るのがいちばん早い方法だと思います。自分が今どのくらい太っているのか、それとも痩せているのかを知るためには、必要なのは〈体重計〉です。このごろ少しフラフラするのだけれど、カラダに何か変化があったのか？　と思えば〈血圧計〉の登場です。

では、睡眠は？

今は、腕時計タイプのスマートウオッチで自分の健康管理の一環として心拍数や歩数、運動量などを24時間計っている人も増えました。機能のひとつに「睡眠」を計測してくれるものがあります。

私自身も数年前から使用しています。これがすべてではありませんが、ひとつの目安として何時間くらい眠れていて、リズムが崩れていないかどうかなどをみるには、スマホなどにデータ保存して管理できることから、客観的に見て取れて便利なツールだと感じています。

では、このようなツールがない場合は買わなければいけないのでしょうか？　いいえ、そんなことはありません。紙と鉛筆だけで自分の睡眠を知る方法があります。

それが「睡眠日誌」です。

睡眠日誌は、自分が寝床に入った時刻（臥床時間）、眠りに入った時刻（入眠時間）、夜間に目が覚めた時刻（中途覚醒時間）、目覚めの時刻（起床時間）、最後に寝床から起き出した時刻を1枚のシートに1～2週間分を記載する日誌です。

そのほかにも入浴時間や食事の時間などを追加すると、その人の1週間の生活のリズムが見えてきます。不眠などの症状で苦しまれている方には、まずこちらを記載してもらいます。


先日も、ガンを患って放射能線治療を終えた方がうまく眠れないと悩み、ご相談に来られました。まずは、どのくらいの睡眠状態なのか知りたくて、睡眠日誌をお渡しして記載していただきました。

「記入したら連絡が来るかな？」と思いながら一カ月ほどすると、本人から意外なコメントが来ました。「初めて記載した時は、自分の睡眠がこんなにバラバラだとは気が付かなかった。記載して客観的に見て、自分のリズムを整えようと入浴の時間や寝る時間を一定にしようと試みたところ、だんだんうまく眠れるようになった」というのです。

実際のシートを拝見してみても、確実に睡眠リズムがとれてきていました。その方は今も、睡眠日誌のシートをたくさんコピーして、ずっと記載を続けてくれています。

ガンなどの病気で不安な気持ちや、実際の病気の作用、薬の副作用によって眠れない場合もありますが、眠れることでこれらが改善できる可能性もあります。睡眠には、カラダを修復しココロの安定をはかる作用があるのです。

この方のように、睡眠衛生指導の前に、ご自分で気付く方もいます。

今の自分はどのくらい寝て、どんなリズムなのか、本当に体調がよく、頭がスッキリしてパフォーマンスが上がるのは、このくらい寝た時だな、など、記録していくと自分の癖のようなものにだんだん気付いていくはずです。

たぶん一日食べたものを全部書き出すレコーディングダイエットと同じように、無意識にしていることを可視化して、客観的に見ることで自分の方向性が見えてくると思います。

ただ、寝ている時の日誌なので、夜中に「あっ、今、目が覚めた。トイレに行った」などと都度書き込む必要はありません。起きてからまとめて書いてください。その都度書こうと気にしすぎると、日誌自体が睡眠の邪魔になってしまいますので。

✦睡眠で大事な技術「整える」と「ゆるめる」

あなたが毎朝、起きた瞬間から目覚めを呪いたくなるような睡眠だとしたら、それは間違いなくプアな「貧乏睡眠」といえるでしょう。人は質のよい、リッチな睡眠を得られることでカラダが楽になり、さらにココロも落ち着き、無駄にエネルギーを使うこともなくなり、自分の使命に向かって時間を使うことができるようになります。ただしそれには、今まで何十年間か行ってきた自己流睡眠ではなく、ほんの少しさまざまな角度からの「技術」が必要になってくるのかもしれません。

大事な点は、大きく分けて2つです。

①整える

1つ目の柱は「整えること」。意味としては整理するというイメージかもしれませんが、ここでは「**準備」することを**指します。試験と一緒です。本番にベストコンディションで臨んでも、それまでの間に過去の問題を解いたり、基礎の勉強をきちんとしてきたか、どれだけ準備をしてきたかですべてが決まります。睡眠は決して「おやすみ」と同時に始まるものではありません。朝から眠る準備がスタートします。

そのための準備として、整えることが3つあります。それは「**ルーティーン（生活のリズム）**」、「**スタイル（環境）**」、**そして最後に**「**ミール（食）**」です（図10）。

準備には短期間できるものと、ある程度の時間をかけて徐々に準備をして、自分に馴染ませていく過程が必要なものがあります。「スタイル（環境）」の部分にあたる寝室や寝具、さらには寝るときに着る寝装類などは比較的気を配っている方も多く、特に枕は理想の一品を求めて、たくさんのものをお持ちの方もいます。枕ひとつでも選び方次第では、枕難民にならない方法

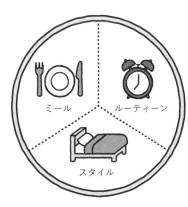

図10　睡眠において「整える」ための3つの要素。「ルーティーン（生活のリズム）」、「スタイル（環境）」、そして最後に「ミール（食）」

もあります。整えるにあたっても、なぜ必要なのかその理由を知れば「眠ることが楽しみ」になると思います。

また、いちばん大事な部分は、自分の体内時計をしっかり正確に動かして、リズムを整える「ルーティーン（生活のリズム）」。これに関しては大元の親時計をリセットするために、「朝日を浴びて」とお伝えしてきましたが、朝、昼、晩、そして就寝中にもできるTIPSを35個用意しました（168ページ）。ただし全部を守ってほしいわけではありません。ご自分の必要な部分、またはできそうだと思う部分から始めてみてください。そして食事についての「ミール（食）」では、食べる時間、食事内容などに少し気を配るだけでも、睡眠の質に影響があるので、こちらも実践してみてください。

② ゆるめる

もう一つの大事な柱は「ゆるめる」ことです。

柔道の受け身に代表されるように、変にチカラが入っていたりすると、受け身がうまくとれず、カラダを傷めることにつながったりします。柔軟性のあるカラダは、質のよい睡眠を得るためにとても重要です。また、ゆるめるのはカラダだけでなく、脳も同じ。ココロがガチガチのままだったり、オーバーヒート気味で脳がフル回転していては、眠るにも眠れません。ゆるめるのは、ココロとカラダの両方にとても必要な要素です。「ボディストレッチ（カラダをゆるめる）」「ブレインストレッチ（脳の疲れをとる）」として本書では紹介しています（１６３ページ）。

赤ちゃんは柔軟性があるため、ベッドでコロコロと寝返りをうち、幸せそうな顔で寝息をたてています。泣いてぐずっていない限り、眉間にしわを寄せて寝ている赤ちゃんは見たことがないですよね？　そういうことです。

✦基礎睡眠力アップ！　リッチ睡眠はどうしたら手に入るのか？

ぐっすり眠る、質のよい睡眠がいいのは分かった。では、どうやって睡眠をよくしていけばいいのか分からない。そうおっしゃる方はとても多いです。例えば「日々、遅くまで仕事をしすぎて眠れない」人と、「リタイアして時間はいっぱいあるけど、なんだか夜に眠れない」人がいるとします。「眠れない」いうお悩みは同じです。片や忙しすぎて交感神経が優位で眠れないパターン、でも後者の方は、時間があり余って生活リズムが狂ったり、お昼寝が長すぎて夜間眠れない可能性もあります。同じ「眠れない」でも理由はほぼ真逆のような感じです。そのため、同じ方法での改善では難しいことは予想できます。病院に行くと、「眠れない」という主訴は同じため、生活リズムを改善するなどの方法の前に、同一のお薬が処方されて終わってしまうケースもあります。

そう考えると、睡眠の質を上げる要素は一つとは限りません。その人が抱える問題点を整理し、かつ生活リズムを考慮した形で改善していくことが求められます。ここではその要素を5つのカテゴリーに分類しました。そのカテゴリーごとに日々の生活の中で朝、昼、晩と時間帯に合わせ、改善できる項目を、一つひとつのTIPSとして用意しました。それを「リッチ睡眠TIPS 101」と名付け、誰もが自分に合ったものから取り入れやすくしています。

この5つのカテゴリーを全体的に見直すことで、さらに質のよい睡眠が得られると考えています。食事でも、肉ばかり食べて野菜はいっさいとらない、などではバランスが悪いように、睡眠も全体的に補正していくほうが、快眠につながりやすくなります。それぞれの5つのカテゴリーについて詳しくご説明していきます。

✦睡眠の質を上げる5つの要素……リッチ睡眠TIPS 101

＊ルーティーン（生活リズム）……めざせ五郎丸さん

睡眠力の底上げの中でいちばん重要なのが「生活のリズム」です。人の睡眠に日の光が大きく影響していることは前述しました。時間によって毎日同じ行動をとる方がカラダにとってはとても楽ですが、毎日コピーしたように同じ行動をとることは不可能です。そこで、夜の睡眠のために自分ができそうなものや、睡眠改善に必要な項目を生活に無理のない範囲で少しずつ取り入れましょう。日中の行動が夜の睡眠の良し悪しを決めている以上、夜寝る時だけを気遣っても睡眠の質は決してよくはなりません。

前々回のラクビーワールドカップの時に、ゴールを狙う五郎丸歩選手のポーズを皆さんよく真似していましたし、その時に「**ルーティーン**」という言葉を知った人も多かったのではないでしょうか。ゴールを前に、ラグビーボールを蹴るまでの一連の動作をどんな時も同じように行うことで、普段と同じ成果を出せる方法です。人の一日の行動にそれらを取り入れ、すんなり入眠できるように同じ行動を行うなど、その人なりの方法で組み込むことが可能です。

＊ミール（食事）……カラダとの対話術

質のよい眠りのために、食べることが関係するの？　と、思われるでしょうが、体内時計は脳だけにあるわけではなく、体内の抹消組織にもあることが分かっています。食べる時間に差が生じるとカラダのリズムが狂うこともあります。消化する機能は朝から昼にかけて活発に動き、夜は反対に動きが鈍く、休息モードに切り替わります。それなのに夜遅くになってたくさん食べたりすれば、休めようとしていた胃腸を無理に働かせることになります。また、就寝することで、ある一定時間、胃に内容物を入れない夜から朝にかけては、スタートの朝食がとても大事な役割を果たすことになります。

時間帯だけでなく、食材そのものが質のよい睡眠をつくる素材となってくれる場合もあり、自分のライフスタイルを見直しつつ、さらによい睡眠を得るためにルーティーンと併せて日常に取り入れていただきたいものです。

＊スタイル（環境）……ヘブンリーな場所作り

「弘法筆を選ばず」とは言いますが、ある程度の環境作りはどんなものにも必要です。日中起きている時は、自分自身で暑い、寒い、狭い、暗い、明るいなどを見極め、快適でいられるように自らが工夫して調整することができますが、夜間の寝ている時はそうはいかず、不快な状況になると調整するのではなく、**自らを起こす**ことで対応します。そのため、できるだけ自分が「心地よいと思える場所作り」が、よい睡眠のためには大切になってきます。

よい環境についてのポイントは、まず温度、湿度、光の調節、そして音の調節です。この4つのポイントの調整に関しては、個々の好みによってもずいぶん異なりますが、ここでは推奨されている標準を目安としてお考えください。

〈推奨される寝室環境〉
寝室温度……夏：26度前後　冬：16度前後
寝床温度……34〜35度
寝室湿度……50〜60％
光……豆電球1個程度、フットライト
音……40〜50デシベル以下

日本には四季がありますし、南北に長い列島ですから地域によっても温度の差は当然あります。個人宅でも、マンションなのか一戸建てなのか、幹線沿いなのか山の中に住んでいるのか、同じ部屋に何人で寝ているか、また朝の日差しはどのように入るか、窓はどちら向きなのかによって異なります。それらを調整するために日々、寝具やカーテン、冷暖房さらに寝装（夜間に着るもの：主にパジャマ）などをうまく組み合わせることで、心地よい睡眠環境を作り上げていくことが可能です。この項目では、ご自分のためのヘブンリーな寝室を作る方法をお伝えしています（177ページ）。

＊ボディストレッチ（入眠体操）……ゆるめなきゃ始まらない

「腰が痛い」「肩が凝る」「足がパンパン」と、私たちは寝る前にたいてい何かしらの痛みやこり、張りなどを感じています。時には、自分のカラダとは思えないくらいバリバリになった鉛のように重いカラダを引きずって帰ってくることもあります。疲れたカラダで一刻も早く横になりたい気持ちも分かりますが、ガチガチのそのままのカラダでは睡眠の質は残念ながら上がりません。疲れ、睡眠不足でバタンキューかもしれませんが、朝起きるとなぜかまだカラダが痛い、重いが続いてしまいます。まずは**ゆるめてほぐす**ことです。できれば就寝1時間半前には、お風呂の湯ぶねにつかり、水圧によってカラダの循環をよくし、筋肉もほぐし、ゆるませればぐっすり眠れるはずです。

でも、そんな時間ももったいないという時のために、ベッドでできる入眠体操をいくつかおススメしています。特にゆるめてほしい箇所は足首と背中です。一日仕事をするとどうしても前かがみでいることが多く、ネコ背のように姿勢が悪くなりがちです。人のカラダの背面側の緊張状態をゆるめるのがポイントです。

また、パソコンやスマホを長時間使用することで、眉間にシワが寄り、頭痛、首、肩、背中のコリ、頭皮が固くなるなどの症状が出てきます。このような時には筋トレのような激しい運動でカラダを動かすのではなく、脇の下を揉んだり、額に手を当て左右に動かすなど誰でも簡単にできることを少しでも取り入れてみてください。気持ちも同時にリラックスできるはずです。

以上の5つのカテゴリーにそれぞれの「TIPS」がいくつもあります。トータルで101個ありますが、これを全部行う必要はありません。第2章では自分の生活やタイプ別によってその「TIPS」を紹介しました、それ以上にもっとよい睡眠を得たいという「リッチ睡眠」を目指す人は、自分に合った方法を101個の中からいくつか追加で選んでみてください。

また、年齢や季節によって必要になる項目もありますので、そのあたりはご自分の体調や環境に合わせて選んでいただくと、よりよく眠ることができるはずです。

＊ブレインストレッチ（脳のストレッチ）……頭スッキリ、再起動！

人の睡眠時間がここまで長いのは「脳」を休めるためともいわれています。特に現代人の多くは肉体よりも脳を使っての仕事が多く、さらに仕事以外でも常時スマホを見て、いつでも脳内をフルに活動させています。スマホを見ながら料理支度をし、さらに明日の買い物リストも考え、同時にいくつもの用事を並行して行い、脳を酷使しています。このようなマルチタスク脳の使い方をしていると、当然ながら脳はとても疲れてきます。

目から入る情報がとても多いため、眠ることでその分の情報はシャットアウトされますが、寝る寸前までパソコンやスマホで仕事をし、ゲームをしていると興奮した状態が続き、カラダがいくら疲れていてもうまく入眠できないということもあります。

まずは、パソコンをシャットダウンするように、脳もいったん作業を止めましょう。そのために有効なのが第２章で紹介した「マインドフルネス」です。自分の中に意識を取り戻す、自分に意識を集中させるために行います。何かしていても他のことが気になる状態が、一日の大半を占めています。そのような時は効率も悪く、脳の効率を下げてしまっている状態でもあります。

朝や寝る前、それ以外の時にもできるココロを楽にする方法がありますので、習慣化しておくと質のよい睡眠に役立つだけでなく、仕事の効率やさらには幸福感のアップにもつながります。**ココロの疲れは睡眠の質に直結**しています。できるだけ毎日、穏やかに眠れるように簡単で誰もができる方法をほかにも案内しています。

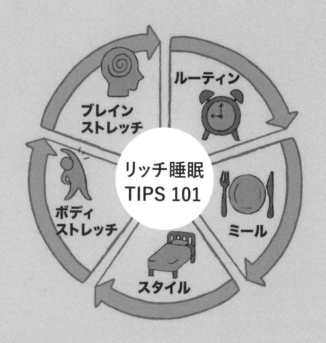

リッチ睡眠TIPS 101

良質な睡眠「リッチ睡眠」を目指す方のためのTIPS（ちょっとした工夫やテクニック、対処法）を１０１個用意しました。自分に合った方法を選んで実践してみてください。

【リッチ睡眠TIPS 101の使い方】

タイプ別の５つのTIPSに加え、自分で取り入れられそうなものを各カテゴリーから選び、２週間続ける。

ルーティーン（行動）

取り入れる項目にチェックを入れる ⇦

1 **朝9時までの日差しを浴びる**
15〜16時間後に眠くなるようにセットするにはこのぐらいの時間までに。 □

2 **起きる時間を一定にする**
生活リズムを崩さないために、寝る時刻より起きる時刻を一定に。 □

3 **推奨睡眠時間の確保**
成人の場合、7〜9時間の睡眠時間が必要ですが、個人差はあります。 □

4 **睡眠儀式を取り入れる**
入眠しやすくするための行動を3〜4つルーティーン化していきます。 □

5

夕方に軽い運動

体温の高い時間帯に、できる範囲で運動しておくと眠りがよくなります。

□

6

帰りの電車の中で寝ない

せっかく貯めた睡眠物質を無駄に放出しないために、ここは我慢。

□

7

午前中に水分を多めにとる

起きたてのカラダはカラカラです。午前中にたっぷり水分を補給します。

□

8

お風呂は寝る1時間前まで

深部体温が下がることで入眠しやすくなりますから、逆算します。

□

9

夕食後はうたた寝しない

数時間後の夜の主睡眠前に寝てしまうと、深く寝てしまう危険があります。

□

10

熱いお風呂は食事前に入る

深部体温を下げるまでの時間がかかるため、早めの入浴が◎。

□

11

睡眠日誌をつける

自分の睡眠のクセを知るために、客観視できる日誌は有効。

□

12

夜間目が覚めてもスマホは見ない

目から入る光の刺激は覚醒を促します。時間の確認はアナログ時計を。

□

13

スマホ、パソコンは寝る1時間前までに

ブルーライトの影響を受けやすい機器の使用は、交感神経を優位にしてしまいます。

□

14

夜間のコンビニの光に注意

強烈な照度のＬＥＤライトを多数使用しているため、覚醒に注意。

□

15
ブルーライトカットの眼鏡をかける
特に夕方以降の目から入る刺激を抑えるために有効な手段です。
□

16
正午から15時の間に昼寝を15~20分する
効率アップ、リフレッシュ効果が大きい。深く眠らないことがポイント。
□

17
寝る時刻を一定にする
起きる時刻を一定にできたら、その後は、できるだけ眠る時刻も一定に。
□

18
喫煙は寝る1時間前まで
覚醒作用が高いため、寝る直前までの喫煙は睡眠の質を悪くします。
□

19
眠くなってから寝床に入る
ご高齢の方に多く、暇だからという理由で早寝をすることは避けましょう。
□

20
寝床で15分以上寝られない時はいったん起きる
眠れない時は、いったん寝床を離れ、眠気が再度きてから戻りましょう。
□

21
8時間寝ることにこだわらない
個人差を考慮し、睡眠効率を確認して適性な睡眠時間を確保。
□

22
歯磨きは寝る直前を避ける
覚醒作用があるため、入眠直前よりは少し前に行う習慣をつけること。
□

23
寝る前に明日起きる時刻を3回言う
自分の起きる時刻をしっかり認識すると起きられます。念のためにアラームもセット。
□

24
夜中目が覚めた時はテレビ、動画を見ない
光の刺激だけでなく、交感神経を優位にする可能性もあります。
□

25

寝る前の筋トレはNG

眠る前にはストレッチやヨガなど、あまり激しくないものを選択。

□

26

自分の適した睡眠時間を知る

推奨睡眠時間内で、自分が日中活動的でいられる日を参考に。

□

27

起きる時は急に起き上がらない

朝は自律神経が乱れやすいことから、急に起き上がらないようにしましょう。

□

28

ベッドでモノを食べない

寝床では眠る以外のことをしない、を鉄則にし、他のことはしない。

□

29

おやすみは「おはよう」から始まると心得よ

いざ寝ようと思っても眠れないのは、日中の過ごし方に原因がある場合が多い。

□

30
夜中にイビキや息が止まるなどないかをチェック
「睡眠時無呼吸症候群」などの疾患が隠れている場合もあります。
□

31
歯ぎしりがないかチェック
睡眠の質を落とす可能性がある。朝、あごが痛いときは注意。
□

32
明け方2〜6時の間は必ず休む（交代勤務者は休憩をはさむ）
明け方は活動が鈍くなるため、できるだけ先回りした休憩が有効。
□

33
ベッドでは仕事をしない
寝床では眠る以外の事をしない、を鉄則に。
□

34
ベッドでは読書しない
寝床では眠る以外の事をしない、を鉄則に。
□

35
平日と休日の起床差は2時間まで
寝だめはできないため、多く眠ることで生活リズムが崩れやすくなります。
□

ミール（食事）

36
朝ごはんを食べる
一日のスタートとして、活動リズムのスタートスイッチになります。
□

37
夜の食事が遅くなる場合は、早めの時間に何か食べておき、夜間は軽めにする
夕食から寝る時間までが短いと、消化が間に合わないため。
□

38
カフェインは夕方までとする
カフェインは意外に持続力が長く、若年層で3～4時間あるとのこと。
□

39
夕食は寝る3時間前まで
消化物が胃にあることで、睡眠の質が悪くなるため、食事は早めに。
□

40
お酒は寝る3時間前までに
お酒を飲む場合は、食事と同じように入眠ギリギリまでは避けること。
□

41
朝に発酵食をとる（お味噌汁）
メラトニンの原料となるトリプトファンを含み、整腸、栄養補給にも◎。
□

42
夜食に消化に時間のかかるものは少量に抑える
年齢に合わせ、消化に時間がかかる肉などは時間を考えて食べましょう。
□

43
夜のチョコレート、栄養ドリンクに注意
敏感な人は少量のカフェインも睡眠に影響することも考慮。
□

44
寝る目的でお酒を飲まない
寝やすくはなるものの、中途覚醒を起こしやすくなるため避けましょう。
□

45
目覚めに白湯《さゆ》（常温水）を飲む
朝はカラダがカラカラに乾いているので、胃腸に負担をかけないように白湯からスタート。
□

スタイル（環境）

46
寝る時はパジャマを着る
入眠儀式として、睡眠ユニフォームとして、どちらにも有効。
□

47
寝具は季節に合ったものを選ぶ
睡眠中は体温調整機能が低下するため、寝具でそれを補います。
□

48
枕は寝返りのしやすさで選ぶ
仰向け姿勢だけで選ばす、寝返りに支障がないかで選ぶこと。
□

49
カーテンは季節によって光を調整する
厚手、レース、遮光などの種類をその季節や窓の方向に合わせましょう。
□

50
寝室とその他の部屋の温度差に配慮する
特に冬場、夜間に起きるときに注意が必要。ショールなどを羽織りましょう。
□

51
寝室の温度は夏26度、冬16度が目安
自律神経の機能が落ちる夜間は、エアコンなどで自室の温度調整を。
□

52
寝室の湿度は50~60%
適度に汗をかくためにも、湿度はこの程度にしておくと◎。
□

53
夜間灯は足元重視
夜間起きた時、目に光が直接入るよりは、足元を照らすように。
□

54
好きなアロマを使う
入眠に適したラベンダー、ジャスミン、クラリセージなどを利用。
□

55
フード付きの服やジャージで寝ない
首元を圧迫し、寝返りがうちにくい。素材は保温、吸水性を考慮。
□

56
マットレスは年齢（筋力）によって交換する
硬い寝床が好きでも、寝返りできる筋力に合わせて選択すること。
□

57
寝具は清潔に保つ（ダニ、皮脂汚れ等）
汗や皮脂汚れが付きやすいシーツやカバー類は、こまめに洗濯を。
□

58

ベッド周囲の高いところからの落下物排除（安心・安全な環境）

寝床から見上げた時に、落下物の不安要素がないかを確認。

□

59

できればペットとは一緒に寝ない

リズムの違いから、両者とも安眠できないこともあるため。

□

60

寝室の床にモノを直置きしない

夜間に起きた時、災害時などを考え、転倒防止策として。

□

61

寝室の入り口に頭を向けない

意識する、しないに関わらず、落ち着かないため、質が低下。

□

62

夕食後は電灯色の光に切り替える

ブルーライトの波長のものではなく、電灯色に切り替える。照度はトーンダウンを。

□

63
寝具類は穏やかな淡色系が基本
夏は涼し気に、冬は暖かそうが基本ですが、刺激色はＮＧ。
□

64
寝る前は歌詞のない曲を選ぶ
歌詞に気をとられるとつい口ずさんだり、楽しく興奮モードになるため。
□

65
寝具の耐久性をチェック
保温性などの機能低下、衛生面などもチェックして、季節ごとに確認。
□

66
就寝時に豆電球が目に入らないようにする
直に光が目に入ることで覚醒が促されるため、光は足元付近に。
□

67
靴下を履いて寝ない
足裏からは放熱をさせ、深部体温を下げる機能があるため。
□

68

足首、首、手首を冷やさない（夏もエアコン使用時は必要）

3首は冷えやすい部分でもあるため、衣服などで調整。

□

69

個々の就寝スペースを確保する

狭いところで寝ると、寝返りができず血行不良が起きる場合もあります。

□

70

（夏）就寝前に寝室を冷やしておく

入眠しやすくするために、暑い時期は部屋の温度をあらかじめ下げましょう。

□

71

北枕NGにこだわらない

窓位置、ベッドの向き、導線など、快適さをまず重視して。

□

72

寝床は壁に近づけすぎない

無意識にでも壁側に寝返りしにくくなったり、寝具交換のためにも余裕を。

□

73
枕の横に余計なものを置かない
ぬいぐるみや本、スマホなど寝返りの邪魔になるものは側に置かない。
□

74
できるだけ大音量で起きない
大きな音で、びっくりさせて起こす目覚まし時計は避けましょう。
□

75
マットレスは表裏、上下を季節で入れ替える
同じ向き、同じ面ばかり使用すると轍のような凹みができてしまいます。
□

76
アイマスクを効果的に使う
光をコントロールするため。明るすぎる場所で効果的。
□

77
ベッドから見える位置にテレビを置かない
テレビを見たまま寝落ちすると、質のよい睡眠がとれません。
□

78

睡眠アプリはほどほどに

多くの睡眠計測器があり、精度も異なるため参考程度に。

□

79

寝る際に頭上側の窓を避ける

冬場は寒さ、夏場は日の出の問題から、できれば避けるほうが◎。

□

80

寝室は音の配慮をしておく

交通騒音、生活騒音など、意外に夜間の音は眠りに影響します。

□

81

（冬）腹部を温める

内臓が集中する部分を湯たんぽ、腹巻などで温めましょう。

□

ボディストレッチ（入眠体操）

82 **足首まわし**
手指を足指にからめ、ゆっくり回転させます。反対方向にも。
□

83 **筋弛緩法**
手に思いっきり力を5秒入れてから脱力。足も同様に行う。
□

84 **ふくらはぎのばし・青竹踏み**
ふくらはぎはポンプの役割もあり、柔軟性を保つことで循環を促します。
□

85 **耳を引っ張る**
就寝時に噛みしめる癖を治すために、耳を斜め上に引っ張ります。
□

86

おでこ、頭を揉む

スマホ、パソコンの見すぎの眉間に、シワ予防のために顔ストレッチ。

□

87

背中・肩甲骨周りをゆるめる

座りすぎにより、背中のコリが激しくなり、呼吸も浅くなります。

□

88

脇の下を揉む

カラダの循環がよくないと感じたら、老廃物のデトックスを意識的に。

□

89

ハムストリングスを伸ばす

腿裏の筋肉を伸ばすことで姿勢がよくなり、代謝がアップ。

□

90

朝に散歩・日中よく歩く

下半身には大きな筋肉があるため、歩くことで運動効果が得られます。

□

91

目が覚めたらゆっくりストレッチをする

いきなり起き上がるより、ゆっくりストレッチしてカラダを自然に起こしましょう。

□

ブレインストレッチ（脳のストレッチ）

92

瞑想を1日5分

ひたすら呼吸に焦点をあて、他のことを考えない時間を5分つくりましょう。

□

93

眠れる呼吸法（4・7・8呼吸法）

鼻から4秒息を吸って、7秒止めて、口から8秒かけて吐くを繰り返します。

□

94

一つに集中（食事やシャンプー）

一種の瞑想方法。他のことを考えず行動や味に集中します。

□

95

新しいことをする

好奇心を持って生活することで、脳が活性化し意欲的に過ごせます。

□

96

夜、ノートに書きだす（日記を書く）

ココロのモヤモヤを整理し、ベッドに持ち込まないようにします。

□

97

趣味をもつ

自分が大切にする時間を持つことで、疲れない脳の使い方をしましょう。

□

98

自分をほめる

自己分析しながら、自分を大事にする気持ちを育てましょう。

□

99

ときどき泣く

泣くことでストレス発散ができ、気持ちの整理もつきます。

□

100

人と話す

人との会話は、推測、思考、配慮など多くの要素を含む作業です。

□

101

笑って寝る

すべての方におススメ。笑いながら眠ることで、不安な夜を過ごさないようにします。

□

安眠夜話⑤

たくさん寝ていい人VSそんなに寝なくていい人
どちらに軍配!? 結果：引き分け!?

この対戦の対象者は、子どもと年配者。

日本人の睡眠不足は、今や世界一にまでなっているわけですが、それに引っぱられるように、子どもたちの睡眠不足も深刻なものがあります。2000年に3歳児の睡眠を調べた結果でも、22時以降に寝る割合が半数にもなり、その傾向は改善されているようには感じられません。

睡眠不足、睡眠負債で起きるカラダやココロへの影響は、成長期である子どもにとって大人以上に必要不可欠な時間です。しかし子どもたちの生活は、スマホ、ゲーム、塾などで遅くなる就寝⇓朝起きられない⇓朝食抜き⇓排便なし⇓午前中は不機嫌、やる気が起きない⇓午後から夕方にかけて調子が上がる⇓夜にさらに明るい光を長時間浴びる⇓さらに遅くなる就寝――の繰り返し。「睡眠のデフレスパイラル」のように、体内時計がだんだん後進していき、生活のリズムがズレていきます。そのズレがひとたび大きくなって、元に戻らなくなるケースもあるので、とても注意が必要です。

ただし子どもたちの睡眠は、子どもだけの問題ではありません。家庭の事情もあり、親御さんのお勤めの事情、勤務体系、通勤時間、保育施設の時間なども相まって、そんなに早く眠らせることができないという場合もあります。それを自分のせいと責めてしまうママさえいます。責める必要はありません。家事を朝に切り替えるなど、できるだけ時間を作る方法を考え、子どもたちの睡眠時間確保と同時に、パパ＆ママの睡眠時間も確保していくことでココロにゆとりができ、体調も改善します。

適正睡眠をとっている子と少ない睡眠の子では脳の海馬の発育に差が生じるという結果もあります（東北メディカル・メガバンク機構の瀧靖之教授調べ）。海馬は記憶を司る大事な部分です。睡眠時間の長さによって、学力の差が生じるとのデータもあるくらいです。カラダだけでなく、ココロの発達にも大きく影響する時期だからこそ「眠る」時間を家族で大事にしてほしいのです。

それと反対なのが、高齢の方の睡眠です。

成人期をすぎ、人生も後半になってくると、カラダの老化だけでなく、残念ながら睡眠自体も老化してきます。研究結果では、だいたい40歳代から睡眠が劣化してくることが判明しています。何が変化するかといえば、まず深い眠りが減ります。レム睡眠のレベル3とか4のもっとも深い眠りです。特に子どものころは深い眠りが多く、たとえば、ほっぺをツンツンしても、少々くすぐられても起きない、あの状態のことです。大人になれば、寝ていてもちょっとした物音や地震などでもパチッと目が覚めます。

年齢を重ねるうちにさらに増えてくるのが、夜間に目を覚ます状態です。「中途覚醒」と呼ばれる時間帯ですが、トイレに起きることもありますし、単に何度も夜間に目が覚めて、そのあと寝付けなくなってしまうこともあります。これがひと晩に何度もあれば、寝た気がしませんし、朝起きて疲れが取れていないことに気付きます。このように、年齢を重ねることで、睡眠の質（内容）や主睡眠の長さも変化していきます。

その変化に気付かず、なんとか昔と同じように寝ようとして、早めに就寝する高齢者の方が多いのですが、逆にそれが睡眠の質を下げてしまうことにつながります。長くベッドにいるから長く眠れるものではありませんし、ましてや長く寝たからといっていい睡眠ともいいきれません。

特に「何もすることがないから寝る」というのが、高齢になると多く見受けられるパターンです。基本は「眠くなってから寝る」。高齢になると日中の活動量が減り、あまり眠たくなくても疲れたから横になる、テレビの音が聞こえにくい、早さについていけないから見たくない、だからもう寝ます——という方が多いのです。

例えば夜8時に就寝したとします。この年代の推奨睡眠時間は7〜9時間ですが、最小睡眠時間は短くなり5〜6時間になります。仮に6時間寝たとしたら、起床は夜中の2時です。この時に「あー、また夜中に起きてしまった」と思うのか、「あー、しっかり寝たので起きるのは当然」と思うのかで、睡眠の捉え方が全然違ってきます。この捉え方を間違うと、「私、このごろ全然眠れない。

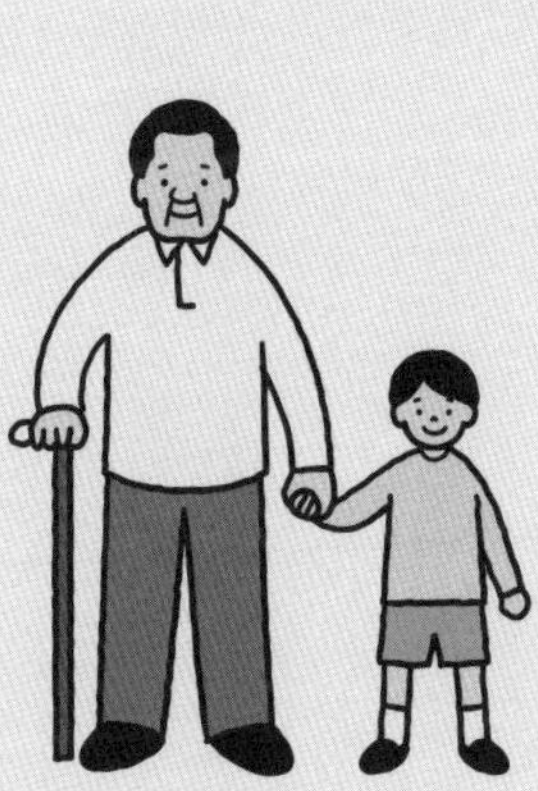

夜中に起きて困っています」と医師に伝えて、睡眠薬などを処方されることもあるからです。

起床時刻、就寝時刻、それと睡眠時間が適正かどうかは、年齢でも変化します。それさえわかっていれば、無理に寝ようとしたり、眠れないことにこだわる必要もなくなります。睡眠はその年代にあった「適量」をとることで、カラダとココロを健やかにキープしてくれます。

あとがき

✦24年分の「眠りのチカラ」を大切に

本書を最後までお読みいただきありがとうございます。

ご提案したTIPSを、一つでも二つでも今夜から取り入れていただけたら、私としてはこれほどうれしいことはありません。睡眠の悩みを解消するのが本書の意図ですが、さらにいい眠りに就くことで、この本を手にとってくださった方が、充実した毎日を送れることが本当の目的でもあります。

仮に一日7時間の睡眠をとっていたとします。1週間の合計は49時間。つまり1週間のうちのほぼ2日間は、ずっと寝ていた計算になります。さらに、1年では2555時間になり、月日に換算すると3カ月と13日。四季のある日本に例えれば、冬の間はずっと寝ていたことになります。

世界一といわれる日本の平均寿命ですが、男性が81・25歳、女性は87・32歳です（2019年時点）。平均すれば84歳。その歳まで前述したような睡眠がとれていたと仮定すると、日数にして約24年が一生のうちに寝ている時間になります。

さらにいうと人生100年時代になったら、この時間は約29年まで伸びます。もちろんこの計算は個人によって差があり、年齢を追うごとに睡眠時間が減ることを考慮していませんから、あくまでも仮の数値です。しかし、一生のうちに約「24年分」も寝ている事実を、あなたはどう感じますか？

人生の中で、これだけの時間を費やすものはほかにありません。仕事に費やす時間のほうが多いという方もいますが、生まれた時から最後の日までを考えれば、やはり睡眠のほうが長いといえるでしょう。

ここまで長い時間が必要なのは、それだけ私たちにとって必要な「チカラ」だからです。私たちの幸せを支えるチカラ。本書ではこのチカラの大切さを私なりにお伝えしたつもりです。みなさんがよく口にする「睡眠、大事ですよね」は、きっと誰しも本能的にその大事さと、大切な時間であることに気付いているからでしょう。

どうかこれからの人生の中で家族や仕事、大事な趣味、やりがいのため、そしてなによりあなた自身のために「眠りのチカラ」を最大限に活用してください。

最後になりますが、2人／約82万9000人。この母数、全国の吉田姓の人数です。私ももちろんその中の一人ですが、もう一人が、本書の編集を担当してくださった吉田孝之さんでした。漢字の吉田とカタカナのヨシダ、ダブル吉田です。彼と、名前の「陽」かぶりの企画部・近藤美陽さん、長丁場をフォローしていただいた塚田拓也さん、そして、出版の世界を教えていただいたJディスカヴァーの城村典子さんが、この「あとがき」を書くところまで私を連れてきてくださいました。グルグルしながら一周して、ここまでこれたことに本当に感謝しています。

そして父の娘として、ふとん屋の娘としてこの本を書くことができたことを幸せに思っています。

どうかこれからも快眠をベースに、みなさまの笑顔の日々が続きますように。

では、今宵もよい眠りを。

多謝　ヨシダヨウコ

ココロとカラダを整える快眠コンシェルジュ

ヨシダヨウコ

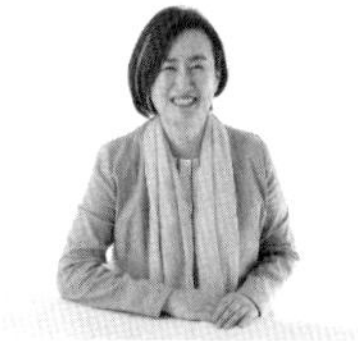

ネムリノチカラ代表
日本睡眠学会
日本睡眠協議会認定 睡眠改善インストラクター
マインドフルネススペシャリスト

寝具店の長女として生まれ、心地よく眠る環境で育つも、人生で二度ほど睡眠に問題を抱える。社会人1年生で編集の仕事につき、14日間で10時間睡眠のような生活を送り、前髪が真っ白になる。二度目は40代のときに母の闘病、介護と仕事の両立で睡眠不足の日々を送り、その後、またいつか心地よく眠れるようにという思いで続けていた睡眠の勉強を本格化。さらに漢方、発酵食、ヘッドスパ、アロマ、マインドフルネスを学び、それらを実践することで自身の睡眠も改善し、悩ましい症状や睡眠負債も完済。

「睡眠は技術」と確信し、生活リズム、眠る環境、さらに脳とカラダの疲れをとる方法を総合的に組み立てたオリジナル睡眠改善プログラム「リッチ睡眠 TIPS 101」を完成。現在は企業や団体で睡眠研修を開き、個人向けには「リッチ睡眠 TIPS 101 と CBT-i を使った睡眠カウンセリングを行う。

ネムリノチカラのホームページ
https://nemurinochikara.com/

セミナーなどの情報は LINE 公式アカウント
からどうぞ https://lin.ee/SzgZpW

☆「睡眠日誌」ダウンロードのご案内
LINE 公式アカウントからご登録いただくと
「睡眠日誌」を送らせていただきます。

参考図書一覧

◇基礎講座　睡眠改善学　監修　白川修一郎・福田一彦・堀忠雄　編
日本睡眠改善協議会　(ゆまに書房)
◇眠りと体内時計を科学する　大塚邦明　(春秋社)
◇「時計遺伝子」の力をもっと活かす！　大塚邦明　(小学館)

眠《ねむ》りのチカラ

タイプ別睡眠改善《べつすいみんかいぜん》&リッチ睡眠《すいみん》TIPS 101

2020年9月21日　初版第1刷

著　者　ヨシダヨウコ
発行人　松崎義行
発　行　みらいパブリッシング
〒166-0003 東京都杉並区高円寺南4-26-12 福丸ビル6F
TEL 03-5913-8611　FAX 03-5913-8011
HP https://miraipub.jp　MAIL info@miraipub.jp
企画協力　Jディスカヴァー
編　集　吉田孝之
イラスト　寺井麻美
ブックデザイン　洪十六
発　売　星雲社（共同出版社・流通責任出版社）
〒112-0005 東京都文京区水道1-3-30
TEL 03-3868-3275　FAX 03-3868-6588
印刷・製本　上野印刷所

ISBN978-4-434-27947-8　C0030